Le Problème du Secret professionnel dans ses rapports avec la prophylaxie sociale

Docteur B. MOTHE

1922

Imprimerie
SAMIE FILS FRÈRE
BORDEAUX

Le Problème du Secret professionnel dans ses rapports avec la prophylaxie sociale

Docteur B. MOTHE
Médaille Militaire
Croix de Guerre

1922

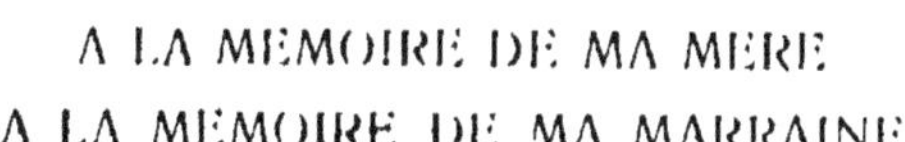

A LA MEMOIRE DE MA MERE

A LA MEMOIRE DE MA MARRAINE

A MON PERE

« Modeste témoignage d'admiration et de reconnaissance, aux multiples sacrifices pour moi consentis. »

A MA SŒUR, A MON BEAU-FRERE

A MES PARENTS

A MES AMIS

ET A TOUS CEUX DE QUI J'AI REÇU ENCOURAGEMENT

ET BIENVEILLANCE

A MES CAMARADES D'ETUDES

ET A LA MÉMOIRE DE CEUX QUI SONT MORTS

A MES AMIS DU « BORDEAUX-ETUDIANTS-CLUB »

A MES MAITRES

« Admiration et reconnaissance. »

A MONSIEUR LE PROFESSEUR C. SIGALAS

DOYEN DE LA FACULTÉ DE MÉDECINE ET DE PHARMACIE DE BORDEAUX

MEMBRE CORRESPONDANT NATIONAL DE L'ACADÉMIE DE MÉDECINE

OFFICIER DE LA LEGION D'HONNEUR

OFFICIER DE L'INSTRUCTION PUBLIQUE

« J'ai reçu de votre science mes premières leçons; j'ai reçu de votre bienveillance les meilleurs conseils et de votre indulgence les plus certains encouragements; et je ne vous offre ici qu'un bien faible témoignage de mon respectueux et dévoué attachement. »

A MON PRÉSIDENT DE THÈSE

MONSIEUR LE PROFESSEUR HENRI VERGER

PROFESSEUR DE MÉDECINE LÉGALE A LA FACULTÉ DE MÉDECINE
ET DE PHARMACIE DE BORDEAUX
CHEVALIER DE LA LÉGION D'HONNEUR
OFFICIER DE L'INSTRUCTION PUBLIQUE

« Ce travail est indigne de l'honneur que vous m'avez fait en me conseillant et en présidant ma thèse; permettez-moi d'y ajouter l'expression de la profonde reconnaissance que je vous en garde. »

Le Problème du secret professionnel
dans
ses rapports avec la prophylaxie sociale

Avant-Propos

Ces quelques pages ont une prétention : celle d'être un témoignage, celui d'un effort personnel, réfléchi et désintéressé. C'est là, croyons-nous, leur seul mérite. Nous hésiterions à les mettre sous les yeux de nos Maîtres, si nous ne connaissions, par notre séjour à la Faculté de Médecine de Bordeaux, la bienveillante indulgence de ceux qui vont être nos juges.

Une thèse est un travail d'élève; elle ne peut avoir la valeur d'une découverte. Elle ne vaut, pensons-nous, que par la conscience, les méthodes, la puissance du cerveau qui l'a conçue. Il ne saurait de trop importante façon, y être question de l'intérêt du sujet choisi. La pensée a le droit de s'arrêter devant tous les faits de quelque ordre qu'ils soient. Les remarques qui naissent de cette mise en observation, ont toutes leur valeur, et pour peu que l'on puisse s'élever un peu au-dessus d'un système, remarquer d'autres systèmes à lui-même semblable, et les étudier en les opposant, on est certain d'avoir fait un pas dans le chemin de la science, vers le progrès. C'est de la confrontation des faits ou des idées (car les idées sont des faits aussi) de leur superposition ou de leur opposition que résulte l'appréciation, c'est-à-dire le résultat. Ainsi seulement, il nous paraît être précis, car il comporte et sa mesure et sa valeur comparative, spécifique, spéculative. C'est là une méthode d'esprit médical. Nous nous sommes attachés à la mettre en application dans l'étude que nous présentons.

Le secret médical est une question de tous les temps; son origine se confond avec celle de la médecine. C'est dire les observations, les discussions, les controverses dont il a pu être l'objet ou le motif. Le perfectionnement social de ces dernières années dans ses causes : les progrès scientifiques, et dans ses conséquences : les modifications juridiques, réclame que l'on poursuive l'étude de cette question.

Notre travail arrive après bien d'autres. Son originalité consiste je crois, en ce que nous avons recherché notre résultat, comme je l'indiquais plus haut,dans une opposition de systèmes et d'esprits, ceux-là même dont en pratique relève le secret médical. Confrontant tour à tour les points de vue médicaux, juridiques et sociaux, appréciant leur respective valeur, nous nous sommes ainsi avancés très lentement, mais sûrement, vers une solution équitable et pratique; nous avons évité de nous perdre dans toute étude spéculative ou philosophique de la question; surtout avons-nous recherché sur tous les points à mettre en lumière l'intérêt général, qui n'est ni celui du médecin, ni celui du législateur, ni celui du malade, mais bien une juste et équitable moyenne de tous ces intérêts particuliers. Montesquieu écrivait : « Souvent un législateur qui veut corriger un mal, ne songe qu'à cette correction, ses yeux sont ouverts sur cet objet et fermés sur les inconvénients. » Avertis de cette sage remarque, nous avons eu la constante préoccupation d'être juste et dans nos raisonnements et dans nos appréciations. Puissions-nous avoir réussi ! Ainsi nous aurions la certitude que notre conclusion a quelque intérêt. Ce serait une bien grande récompense aux faibles mérites de ce travail. Mais s'il en était ainsi, nous en éprouverions une beaucoup plus grande joie : celle d'offrir ce premier succès à nos Maîtres comme un très faible témoignage de la profonde reconnaissance que nous leur portons.

Ce sont eux, en effet, et nous n'aurions garde de l'oublier en cette première manifestation de notre vie professionnelle, qui ont dirigé notre formation intellectuelle, et précisé notre conscience morale. Leur lumineux enseignement a moins contribué peut-être à notre façon d'être, que les modestes manifestations de leur exemple, de leurs faits et gestes familiers, de l'expression si naturelle de leurs sentiments dans tous leurs actes dont nous eûmes l'honneur d'être le témoin et l'heureux observateur.

« Là où est l amour des hommes est aussi l'amour de l'art », disait Hippocrate. Si cette pensée s'applique à des médecins, en précisant et en rédusiant son sens, elle s'applique également aux professeurs, aux éducateurs, que nous avons connus et qui sont de grands médecins. « Là où est l'amour de l'élève est aussi l'amour de son art. » Eh bien, c'est cette affection bienveillante et dévouée que nous avons toujours sentie, qui a été dans notre vie d'étudiant, le plus précieux réconfort, le plus certain encouragement.

Si les hommes s'estiment par la valeur de leur respective intelligence, ils s'attachent et se souviennent par la puissance de leur cœur ! J'en sens aujourd'hui, à la veille de quitter cette Faculté, toute la vérité ! Sans citer aucun nom, car tous sont également chers à mon souvenir et à mon cœur, je dis à tous mes Maîtres : le merci de mon affectueuse reconnaissance et de mon respectueux atachment.

J'ajouterai simplement, combien je suis sensible à l'honneur que me fait Monsieur le Professeur Verger, en acceptant la présidence de ma thèse. Il n'aurait pu se trouver plus de savoir, plus de modestie et plus de bienveillance, en un autre homme, qu'en ce savant qui est un si précieux pédagogue. Je lui tends d'un main un peu tremblante mon mince travail, confiant en son indulgence, et conscient pour ma part d'avoir fait de mon mieux, mais avec le regret de n'avoir pu mieux faire.

Bordeaux, Janvier 1922.

Introduction

> « De toutes les professions, la profession médicale est certainement celle qui est mêlée au plus grand nombre d'intérêts moraux. »
>
> (J.-J .ROUSSEAU).

La médecine devient chaque jour davantage un des éléments principaux du progrès social. Dépassant son cadre étroit d'application au bénéfice du particulier, elle s'organise en vue de secourir les collectivités. Des cerveaux plus hardis, vont même jusqu'à penser que c'est là la vraie formule d'avenir et assurent que la médecine doit être désormais plus « hygiéniste » que « thérapeutique », plus « prophylactique « « qu'hygiéniste ». Sans entrer dans l'étude complexe de ces principes qui nous entrainerait vers l'étude des maladies elles-mêmes, dans le sens que leur a imprimé au siècle dernier les découvertes de Pasteur, nous nous contenterons d'enregistrer les tendances. Ce sont elles qui constitueront, croyons-nous, le point de départ de l'étude que nous nous proposons d'entreprendre sur la valeur actuelle du secret médical.

Cette collaboration intime que nous signalons entre la pratique médicale et la sociologie, peut être précisée par les récentes mesures qu'il nous suffira de rappeler : Loi sur les accidents du travail, création d'un ministère de l'hygiène, création d'un bureau international d'hygiène et de santé publique, projet de loi sur l'assurance-maladie obligatoire, etc. Aussi apporte-t-elle dans l'étude de notre question, une complexité à laquelle nous ne saurions nous soustraire au risque d'être injustes et inexacts dans nos conclusions.

L'étude de la valeur du secret médical, ou si l'on préfère, de la déclaration obligatoire, n'appartient uniquement aujourd'hui moins que jamais, au médecin. Elle dépasse son opinion professionnelle, elle relève de la société et par sonséquent de la juridiction.

Etudié uniquement à un de ces trois points de vue, l'on arrive à des conclusions que leur absolutisme même condamne *à priori*. Le médecin accepte dans tout ce qu'il a d'absolu le secret médical car sa conscience professionnelle lui semble ne pouvoir être une suffisante garantie dans la fixation de son indépendance à ce sujet. Le juriste également ne se contente pas de cette subordination de la loi à la conscience, et réclame au contraire l'autorité du texte. Enfin, la société hésite et dans son caractère moral et dans son caractère administratif : le secret médical la protège, c' le secret médical la gène ou parfois lui cause de sérieux dommages !

Pour qui donc veut aujourd'hui étudier la question, une attentive observation de ces différents points de vue s'impose. Leur opposition est indispensable. C'est elle que nous nous sommes efforcés de rechercher dans chacune de nos pages.

Nous avons adopté pour cette étude, le plan suivant :

Chapitre I :

1. Du secret médical;
2. Son histoire;
3. Sa réglementation en France et à l'étranger;
4. Sa valeur : scientifique, légale, sociale.

Chapitre II.

1. Les limites du secret médical;
2. Les limites du secret médical pour le médecin traitant;
3. Les limites du secret médical pour le médecin expert.

Chapitre III.

1. Des dérogations au principe du secret médical absolu;

a) Dérogations du médecin des collectivités et du médecin militaire;

b) La déclaration obligatoire des maladies contagieuses et tout particulièrement de la tuberculose et de la syphilis.

Chapitre IV.

Conclusions.

Ce plan, je le répète, pourrait donner lieu à un développement d'une autre importance que celui auquel nous avons procédé. L'étude de la question n'y gagnerait que par l'examen de multiples autres problèmes dont nous nous sommes contentés de rapporter ici les réponses, afin de les utiliser dans notre discussion. Bien entendu, nous avons autant que possible, sélectionné ces éléments empruntés, par la détermination de leur valeur respective.

Tel est, dans son esprit et dans sa forme, le travail que nous avons l'honneur de soumettre aujourd'hui à notre jury. Nous espérons que sa bienveillance, nous saura gré de nos efforts, et sera indulgente à nos maladresses et à notre inexpérience.

CHAPITRE PREMIER

Du Secret médical

1. — Son histoire. — Sa réglementation législative en France et à l'étranger. — Sa valeur : scientifique, légale et sociale.

L'article 378 du Code Pénal définit très nettement ce qu'est le secret médical :

Art. 378 C. P. : « Les médecins, chirurgiens et autres officiers de santé, ainsi que les pharmaciens, les sages-femmes et toutes les autres personnes dépositaires, par état ou profession, des secrets qu'on leur confie, qui, hors le cas où la loi les oblige à se porter dénonciateurs, auront révélé ces secrets, seront punis d'emprisonnement d'un mois à six mois et d'une amende de 100 francs à 500 francs. »

Mais cette définition juridique qui établit une responsabilité criminelle serait insuffisante, si l'on ne rapprochait de ce texte, celui qui a trait à la responsabilité civile encourue et calculée selon les principes généraux du droit, consacrés par les articles 1.382 et 1.383 du Code Civil :

Art. 1.382 C. C. : « Tout fait quelconque de l'homme qui cause à autrui un dommage, oblige celui par la faute duquel il est arrivé, à le réparer. »

Art. 1.383 C. C. : « Chacun est responsable du dommage qu'il a causé, non seulement par son fait, mais encore par sa négligence ou par son imprudence. »

Ainsi donc, au point de vue juridique, et nous en verrons tout à l'heure les conséquences au point de vue professionnel, le secret médical présente une double relation et est passible de deux actions : une action publique, celle que peut exercer la société sur le médecin par l'application de l'art. 378 du Code Pénal, et celle que peut exercer la partie lésée, c'est-à-dire l'individu, client ou autre, par l'application des art. 1.382 et 1.383 du Code Civil.

Nous envisagerons dans ce même chapitre, de la valeur du secret médical vis-à-vis des différentes personnalités morales ou civiles qu'il met en cause. Ce qui nous paraît indispensable, dans sa définition avant de commencer l'étude de son histoire, c'est de bien préciser que le secret médical n'est plus une coutume, consacrée plus ou moins par la tradition ou la jurisprudence. Sa nécessité lui vaut les précisions des textes, et ces derniers lui donnent son double caractère social et particulier. Ils ajoutent à l'importance par la mise en cause précise, l'énumération soigneuse qu'ils font des personnes (médecins, chirurgiens ou autres), dont l'intérêt particuiler est mêlé à l'application du secret professionnel.

L'origine du secret médical se confond avec celle de la médecine. Avant qu'Hippocrate ne formula son serment, premier texte de la déontologie, les premiers médecins qui étaient des prêtres, vivaient entourés de mystère et ne laissaient rien transpirer de leur art.

Sous la décadence de l'empire romain, beaucoup de médecins furent tués, emprisonnés ou livrés aux bêtes par des praticiens soupçonneux qui ne se fiaient qu'au secret du tombeau.

En 1599, la Faculté de médecine de Paris opère la réformation de ses statuts qui remontaient au XIIIe siècle. Elle insérera l'obligation au secret dans l'art. 77 de la nouvelle édition de 1761. En ce moment le secret cesse d'être une obligation morale, des arrêts des Parlements le sanctionnent. Le 15 juillet 1593, le Parlement de Paris condamne un apothicaire qui, pour réclamer ce qui lui était dû, a révélé une mauvaise maladie de son débiteur. Le 14 août 1747, le Parlement de Rouen condamne à six années d'interdiction, à 12 livres d'amende, à 1.000 livres de dommages et à faire publiquement amende honorable, un chirurgien qui, pour réclamer ses honoraires à un dignitaire du Chapitre d'Evreux, avait révélé qu'il l'avait soigné pour une maladie vénérienne.

Jusqu'à cette époque de son histoire, le secret est absolu, indiscuté. Une évolution va se faire, des luttes de partis ou des luttes politiques vont peser sur le devoir médical qui semble s'incliner devant les injonctions administratives. C'est en rapportant ici l'histoire de ces successives violations, plus ou moins complètes, plus ou moins importantes, que nous en arriverons à étudier dans un suivant chapitre, d'une violation au principe du secret : je veux dire d'une violation que certains pensent utile, nécessaire, indispensable au progrès social, à l'intérêt particulier : la déclaration obligatoire de certaines maladies.

Nous retrouvons les premières atteintes au principe du secret, lors des luttes religieuses du xve siècle. En 1681, le Collège des médecins décidait de se conformer purement et simplement aux ordres du Procureur du roi, ordonnant à tout médecin ou chirurgien qui soignerait un malade de religion réformée, d'avoir à l'en prévenir. En 1699, le maire de Bordeaux renouvelle cet ordre. Plus tard, les Ordonnances du 4 novembre 1778, du 17 ventôse an XII, du 16 mars 1805, du 25 avril 1806, reproduisent les mêmes dispositions, les mêmes obligations.

Cependant, il ne faut voir en ces dispositions, non point un désir de perfectionnement social, ni même l'esprit de sécurité publique qui anime aujourd'hui les détracteurs les plus acharnés du principe du secret. Ce ne sont là que des persécutions d'ordre politique, de partis à partis. Elles n'ont d'autre valeur que de prouver que le secret médical semblait constituer un privilège, des avantages à ceux qui en détenaient le pouvoir, comme à ceux qui en bénéficiaient. En 1832, lors des sanglantes journées des 5 et 6 juin, une haute conscience médicale, en la personne de Dupuytren, traduit l'indignation du corps médical. Le Préfet de police avait ordonné la recherche des coupables parmi les malades dans les salles de l'Hôtel-Dieu. Dupuytren fit aux policiers qui se présentaient, cette belle et mémorable réponse : « Je ne connais pas d'insurgés dans mes salles, je n'y vois que des blessés. »

Quelques jours après, le 28 avril 1833, une Ordonnance venait préciser à peu près au même titre que le fait aujourd'hui l'art. 378 du Code Pénal, de l'application du secret et de sa violation possible. La restriction : « Hors les cas où la loi les oblige à se porter dénonciateurs », est inscrite dans cette Ordonnance.

Les grands principes pour lesquels on combat, ont aussi leurs martyrs. Sans en refaire le récit, nous rappelerons simplement ici le cas du chirurgien Delpech, professeur de clinique chirurgicale à Montpellier, qui fut assassiné un soir au théâtre, pour avoir refusé de « donner de bons renseignements » sur un client qui devait s'unir à une jeune fille. Delpech avait répondu qu'il ne relevait que de sa conscience et refusa, s'abritant derrière le secret professionnel, de fournir au père de la jeune fille des renseignements que celui-ci réclamait sur la personne de son futur gendre.

C'est autour de cette affaire et à sa suite, que va s'ouvrir la polémique si ardente, sur le principe du secret médical. Les opinions et les tendances qui vont se faire jour, se développeront, se préciseront. Elles abandonneront le cadre étroit des faits particuliers. Elles s'érigeront en principes, feront école, et nous les retrouverons jusqu'à nos jours, dans la pensée et sous la plume des plus grands Maîtres de la médecine française, de la Cour, ou de la sociologie.

Au nom de l'intérêt social qu'on oppose à l'intérêt particulier, on se demande si, en vue du mariage, le secret médical doit subsister sans aucune restriction. Cette thèse trouve un défenseur en la personne de Dupuytren, celui-là même qui en juin 1832 a si énergiquement défendu ses malades au nom du secret, contre les perquisitions de la police. Il révèle à un jeune médecin qui vient l'interroger sur l'état de santé de sa fiancée, que cette dernière ne guérirait jamais d'une opération qu'il avait pratiquée sur elle. Quinze jours après, la jeune fille mourut de tuberculose. Dans *l'Abeille Médicale*, Dupuytren écrivait sur ce cas, les lignes suivantes : « Si, dans cette circonstance, j'ai mis sous mes pieds, l'article du Code Pénal et le serment d'Hippocrate, c'est que j'ai eu présent à mon esprit ce divin précepte : « Aime ton

» prochain comme toi-même et ne fais jamais à autrui ce que tu » ne voudrais pas qu'il te fut fait. » Toujours à l'occasion de la même question et revenant sur le fait du chirurgien Delpech, beaucoup plus récemment, le Docteur Garde écrit : « Je ne crois » pas que j'obéirai à la loi, je dirai non, ne donnez pas votre » fille à cet homme. »

Et la discussion toujours très passionnée se continue pendant toute la fin du siècle. Elle gagne maintenant après les cas de mariages, les cas de dénonciation de crime, d'avortement, de mauvais traitements aux enfants, les cas de contamination syphilitique. Le secret médical est attaqué de muliples parts, sur de nombreux points... et il résiste.

Je ne rapporterai encore que quelques opinions dans ce récit historique, elles n'auront d'autre valeur que celle de témoignages plus récents. Dans un rapport à une des Sociétés médicales du IXe arrondisement, à Paris, le Docteur Piogey pose la question suivante : Quelle conduite doit avoir un médecin consulté sur la santé d'un de ses clients à l'occasion du mariage ? Il répond : « Le médecin doit s'interdire toute sorte de renseignements sur la santé d'un client, même à l'occasion d'un mariage. » Le Docteur Caffe propose à son tour des conclusions identiques. Des idées tout aussi absolues sont exposées par le Docteur Langlebert dans son ouvrage : « La syphilis dans ses rapports avec le mariage »; et par le Docteur Mireur dans : « La syphilis et la prostitution dans leurs rapports avec l'hygiène et la morale. »

Et tout ceci montre bien les divergences d'opinions qui existent entre médecins, sur des cas pourtant précis. Situation d'autant plus embarrasante que la jurisprudence elle-même a parfois adopté des solutions différentes, opposées même, pour des cas d'espèce du même ordre. Les maîtres de la médecine légale euxmêmes ne semblent pas envisager toujours la question du même point de vue et, par exemple Thoinot écrit : « Une jurisprudence rationnelle, logique, s'est peu à peu établie. Grâce surtout aux arrêts de la Cour de Cassation, le secret médical est aujourd'hui bien défini; son domaine est nettement tracé; ses applications, au moins dans leurs grandes lignes, bien arrêtées. » Au contraire, à une date plus récente, Vibert (*Médecine légale*, 9e édition, 1917), s'exprimait ainsi : « Certaines de ces difficultés sont inextricables. Les efforts incessants du médecin pour s'y sourtraire, pour proposer des règles uniformes, applicables à tous les cas, ont échoué. Les magistrats ne réussissent pas mieux à se mettre d'accord sur ce point. »

Que conclure de tout ceci, si ce n'est que le secret médical est encore de nos jours, après bien de longs usages, quelque chose d'imprécis et dont on reste toujours autorisé à rechercher une meilleure et plus complète formule. Avant d'en tenter la découverte, il nous paraît utile de nous renseigner sur l'interprétation qui en est faite dans les pays étrangers.

2. — Le secret professionnel à l'étranger.

Nous ne referons pas un historique aussi complet de la question. Nous nous attacherons simplement à présenter ici une législation comparée. Cette vue d'ensemble rapide, au-delà des frontières, a son importance. On tire souvent argument en France de ce qui se fait chez nos voisins. Sur semblable question, nous ne partageons pas cette opinion. Le secret médical tient chez nous à tant de traditions, de coutumes, d'habitudes qui sont les éléments d'une mentalité particulière, de notre façon d'être, et que celle-ci diffère de celle de nos voisins même les plus proches, que l'on ne peut, croyons-nous, faire tout simplement chez nous ce qui se fait chez eux. Mais enfin au point de vue juridique ou médical, l'étude faite de la question et les résultats obtenus peuvent nous fixer.

ALLEMAGNE. — *Code Pénal, art. 300* : « Seront punis d'une amende jusqu'à 1.500 marks et d'un emprisonnement jusqu'à trois mois, les avoués, avocats, défenseurs, médecins, chirurgiens, sages-femmes, pharmaciens, *ainsi que les aides de ces personnes*, qui auront, *sans autorisation*, révélé des secrets qui leur avaient été confiés, à raison de leurs fonctions, professions ou métier.

» La poursuite n'aura lieu que sur demande. »

ANGLETERRE. — *La révélation du secret n'est punie que si elle a le caractère d'une diffamation.*

Autrement, elle ne donne lieu qu'à des dommages-intérêts au profit de celui à qui elle a pu causer préjudice.

La jurisprudence paraît même refuser au médecin le droit de se retrancher derrière le scret médical pour ne pas témoigner.

BELGIQUE. — *Code Pénal, art. 458, loi du 8 juin 1867 :* « Les médecins, chirurgiens, officiers de santé, pharmaciens, sages-femmes et toutes autres personnes dépositaires par état ou par profession, des secrets qu'on leur confie qui, hors les cas où ils sont appelés à déposer en justice, *et tenus en vertu de la loi* de faire connaître ces secrets, les ont révélés, sont punis d'un emprisonnement de huit jours à six mois et d'une amende de 100 à 500 francs. »

Toutefois, un médecin de la garde civique, commis par ses chefs, pour appréceir l'état de maladie d'un membre de la garde, ne tombe pas sous le coup de l'art. 458 (Cass. belge, 16 juillet 1894.)

Arrêté royal. — (Approuvant les nouvelles instructions pour l'exercice de la profession de sage-femme du 1er juillet 1908) :

Art. 7. — « La sage-femme renseignera immédiatement au président de la Commission médicale provinciale du ressort de sa résidence, tout cas de fièvre puerpérale qui se sera produit dans sa clientèle; elle mentionnera, en faisant cette déclaration, si le secret a été réclamé ou s'il s'impose. »

Arrêté royal du 31 mai 1885 :

Art. 20. — « Tout médecin, appelé dans des cas qui pourraient donner lieu à une information judiciaire, tels par exemple que l'emprisonnement, en donnera sur-le-champ, connaissance à l'autorité judiciaire. »

DANEMARK. — La déclaration des maladies vénériennes et de la syphilis en particulier, est obligatoire. Cette déclaration doit être faite à des autorités sanitaires tenues scrupuleusement au secret.

ESPAGNE. — La législation espagnole ne renferme aucune disposition sur le secret médical.

ITALIE. — *Code Pénal, art. 163.* — « Quiconque ayant connaissance à raison de son état ou de sa fonction ou de sa profession, ou de son métier, d'un secret qui, dévoilé, peut causer du dommage, le révèle *sans une juste cause*, est puni de la détention d'un mois au plus, et d'une amende de 50 à 1.000 lires; et cette amende ne peut être inférieure à 300 lires, si le dommage est advenu. »

PAYS-BAS. — *Code Pénal, titre XVII* : « L'emprisonnement et l'amende punissent qui révèle un secret reçu dans l'exercice d'une fonction ou d'une profesison. Mais ici le médecin est relevé du secret *en ce qui concerne le mariage*. Il est tenu de révéler aux officiers ministériels les cas d'empêchement qu'il a appris dans l'exercice de sa profession. »

SUISSE. — Le Code Pénal fédéral de 1853, ainsi que plusieurs législations cantonales, punissent la révélation du secret médical.

Cette étude comparative des législations étrangères nous montre que si le secret médical est presque partout reconnu comme une nécessité en son principe, il subit néanmoins certaines atténuations que ne comporte pas le Code français. En Allemagne, en Angleterre, au Danemark, en Italie, aux Pays-Bas, des exceptions sont faites. Mais c'est certainement le Code suédois qui renferme les plus hardies et nouvelles dispositions. Par une loi récente, du 15 février 1918, le Parlement a établi les principes suivants : 1° Obtenir que tout vénérien soit soigné autant et aussi longtemps qu'il est utile, et ne puisse contaminer personne. 2° Rechercher les sources de contagion, afin de les neutraliser ou de les supprimer. 3° De punir quiconque n'observant pas les mesures prescrites, expose son smblable à la contagion. Ces principes sont les éléments de la loi, dont les rigueurs entraînent des peines d'amende, d'emprisonnement, voire même de deux ans et plus de travaux forcés.

Nous ne voulons pas entamer ici la discussion de ce texte de loi. Nous le signalons, car il témoigne véritablement dans son esprit d'une initiative qu'imposent les mœurs et aussi l'évolution qui s'est faite dans le monde entier. Nous aurons occasion d'y revenir dans notre chapitre de conclusions.

Le Code Pénal finlandais, les Codes allemand, autrichien et la loi pénale de certains cantons suisses, comportent avec de profondes atténuations, des dispositions un peu semblables, marquant bien l'évolution qui se fait autour de cette question. Une loi promulguée en 1900 dans l'Etat de Michigan, interdit le mariage à toute personne atteinte de gonorrhée ou de syphilis. En France, notre législation ne comporte rien de semblable. Doit-il en être autrement ?

C'est la question que nous nous posons. Avant que de chercher à la résoudre, nous tenons à en séparer les éléments; à les étudier dans leur esprit et dans leur forme, assurés que nous sommes que si le secret médical est un dans son texte, il est multiple de par son application vis-à-vis des personnes et des intérêts qu'il met en cause. Aussi dans ce chapitre allons-nous rechercher la valeur de l'application du secret médical telle qu'elle existe en France, aux différents points de vue : scientifique, législatif, social et professionnel.

3. — Valeur scientifique du secret médical.

Peut-on dire que, pour la science médicale, ses progrès et son esprit, le secret professionnel ait quelque valeur ?

Nous croyons personnellement que oui. L'on ne peut nier totalement dans la valeur scientifique d'un diagnostic et même d'une thérapeutique, l'avantage d'une confiance absolue du malade au médecin. L'enquête intime à laquelle se livre tout médecin au chevet d'un malade, peut révéler des détails, des faits insoupçonnés qui, phénomènes pathologiques ou étiologiques, deviennent des éléments précieux de diagnostic, de pronostic ou de thérapeutique. Or, cette confiance aveugle, pour exister à l'égard de certaines maladies, réclame autre chose que la conscience médicale qui n'est qu'une attitude personnelle. Il lui faut la loi, l'article du Code. C'est là qu'elle trouve toute sa sécurité. Et quels merveilleux effets le médecin pourrait tirer de cette confiance à laquelle sa science doit le hausser ! Aussi pourquoi ces fâcheuses indiscrétoins professionnelles qui entraînent le médecin à commenter en public la maladie de son client. Combien une discrétion même brutale, serait plus décente et plus utile ! Mais il y a plus. La science, il n'est pas douteux, gagne dans l'application du secret professionnel. Songeons un instant à ce qui pourrait se produire en l'absence légale de tout secret, de toute discrétion de la part du médecin. L'article 378 disparaît. Il n'en subsiste pas moins dans le Code Civil les articles 1.382 et 1.383. Leur sens très général permet d'intenter en dommages toute personne coupable « par négligence ou par imprudence » d'un préjudice. Le médecin serait soumis à cette crainte, et bon nombre de clients ne se feraient point défaut à rechercher les bénéfices de ces articles du Code. Que deviendraient alors le diagnostic et le pronostic médical ? Hésitant, soumis à toutes les appréhensions, le médecin resterait timide, incertain, vague dans ses appréciations. La science ne permet pas toujours la certitude du vrai. Le doute, la possibilité d'erreurs doivent persister dans l'esprit de celui qui affirme. Dès lors quelle pourrait être son attitude en songeant aux dangers moraux et matériels qu'il peut encourir ? Certainement, et nous y reviendrons au sujet de la valeur sociale du secret, par tels procédés, les intérêts du médecin ne seraient pas les seuls en cause. Mais ce que l'on peut affirmer, c'est que la science, elle, exige plus d'autorité, moins de crainte et moins d'hésitation. Sujette à erreur, elle autorise ces erreurs, mais faut-il encore qu'elles puissent s'établir aux yeux de tous, aussi complètement, aussi parfaitement que les vérités elles-mêmes.

4. — Valeur légale du secret médical.

En examinant l'article 378 de notre Code Pénal, nous voyons que le seul fait de la divulgation, envisagé en dehors de tout préjudice causé par elle, entraîne une sanction pénale, qu'elle ait été faite avec ou sans l'intention de nuire. Le demandeur, le plaignant, est ici la société. Mais le médecin n'échappe pas pour cela aux règles du droit commun, et si le client victime d'une indiscrétion, peut prouver qu'il en est résulté pour lui un dommage, il peut en demander réparation conformément à l'article 1.382 du Code Civil.

On a dit que les articles 1.382 et 1.383 du Code Civil suffisaient parfaitement pour faire respecter les intérêts des malades. Evidemment, c'est une conception du secret inférieure à celle de la nouvelle jurisprudence. Car d'après les articles 1.382 et 1.383 une réparation civile ne peut être due que si l'on rapporte la preuve de la faute commise. Nos mœurs judiciaires ne sont pas favorables au principe du préjudice moral. La jurisprudence n'admet des dommages que quand il y a eu une perte nettement établie, ou bien que d'une faute est résultée une impossibilité de gagner tout ou partie de ce qui était convoité. L'Angleterre accepte ce point de vue, mais indépendamment de la différence qui existe entre nos mœurs sociales et celles du peuple anglais, il existe des coutumes juridiques dont on ne peut se débarrasser aussi facilement. Par conséquent, en France, en esprit législatif, les articles 1.382 et 1.383 du Code Civil, ne peuvent suffire à donner la sécurité que poursuit l'article 378 du Code Pénal.

Le secret médical, doit, au point de vue légal, être considéré comme une règle inflexible, comme un dogme. Ce caractère est amplement justifié par sa haute portée sociale, et l'on ne saurait admettre l'opinion de certains jurisconsultes d'après laquelle le législateur n'aurait eu en vue que l'intérêt de la profession médicale, en voulant lui créer en quelque sorte, une auréole et l'ennoblir aux yeux du public.

Si nous examinons maintenant le texte lui-même, nous relevons des détails qui méritent une précision. Le mot « secret » d'abord, ne doit pas être pris dans son sens étroit. Il ne s'agit pas seulement des choses confiées au médecin en le priant de ne pas les divulguer, mais bien de tout ce qu'il peut apprendre dans l'interrogatoire ou dans l'examen de son malade. Le sens en est donc, nous le voyons, aussi général que possible. Certes, la loi a prévu des cas d'exceptions dont l'article 378 porte le germe « hors le cas où la loi les oblige à se porter dénonciateurs ».

L'article 30 du Code d'instruction criminelle précise les obligations. Il est ainsi conçu : « Toute personne qui aurait été témoin d'un attentat, soit contre la sûreté publique, soit contre la vie ou la propriété d'un individu, sera pareillement tenue d'en donner avis au procureur de la République, soit du lieu du crime ou du délit, soit du lieu où le prévenu pourra être retrouvé. » Et pourtant cet article qui voudrait obliger, n'oblige pas, dans le cas particulier qui nous occupe tout spécialemnet. Le législateur, et nous en trouvons la preuve dans la discussion préparatoire de la loi, semble avoir reconnu son impuissance à forcer le médecin au rôle de dénonciateur auquel cet article semblerait le condamner. L'article 30 du Code d'instruction criminelle permet la révélation du crime ou du délit connu dans l'exercice de la profession. Mais l'obligation légale existe-t-elle en ce sens, qu'une pénalité puisse être invoquée en cas de non-accomplissement de devoir ? La négative est certaine. L'article 30 du Code d'instruction criminelle, de même que l'article 29, sont dénués de sanctions. Cette omission n'est pas une lacune involontaire. Elle témoigne bien d'une intention législative : celle conforme à l'opinion qu'exprimait Brouardel en écrivant : « Le secret est absolu ou il n'est pas ! »

La jurisprudence s'est chargée de renforcer encore cette opinion. Jusqu'au célèbre arrêt de 1885, les tribunaux restreignaient l'infraction à l'art. 378 seulement à « *l'intention de nuire* » (Cour de Cassation, 23 juillet 1830). C'était en quelque sorte assimiler la révélation du secret professionnel à la diffamation. La jurisprudence s'y oppose et arrive à conclure que « même s'il s'agit de faits déjà portés à la connaissance du public, l'obligation au secret persiste, la révélation faite par le médecin confirmant d'une façon indiscutable, ce que le public ne connaissait que d'une façon imparfaite ». (Garraud, Traité du Droit pénal, p. 351.) La publication n'est d'ailleurs pas nécessaire; le médecin qui révèle à une personne ce qu'il doit tenir secret, commet le délit puni par l'art. 378 (Toulouse, Cass., 10 février 1898).

La nature d'obligation absolue et d'ordre public, produit pour le secret médical une autre conséquence fort importante : Le médecin ne peut être délié de secret par celui qui le lui a confié.

« Attendu, lisons-nous dans un arrêt de la cour d'assises du Lot-et-Garonne du 15 décembre 1887, que cesser de faire du secret professionnel une obligation absolue, pour le convertir en une obligation relative, c'est le détruire en ouvrant la porte aux appréciations les plus arbitraires des cas où sa violation serait permise, parce qu'elle serait utile ou opportune. »

De même encore, les lettres d'un médecin, contenant les constatations qu'il a faites sur un malade, ne peuvent être produites en justice, même avec l'assentiment de ce dernier (Douai, 28 janvier 1856). Ces points de droit ont toute leur valeur ici, mais nous les citons en outre, car de nombreux auteurs enseignent le contraire et notamment qu'il est de jurisprudence constante que le médecin est délié du secret professionnel par celui qui lui a confié ce secret.

Par conséquent, après avoir examiné minutieusement tout le sens, la valeur, la portée légale de l'art. 378, nous devons, en résumé, insister sur ce que le principe du secret a de rigoureux, d'absolu, en l'esprit des légistes et des jurisconsultes. Nous allons l'étudier maintenant dans la société, et en rechercher ses avantages.

5. — Valeur sociale du secret médical.

Il nous paraît superflu de parcourir ici, en détails, les cas multiples qui peuvent établir de la nécessité du secret professionnel, vis-à-vis de particuliers.

Les études qui précèdent ont montré nettement à quels désirs et à quels besoins le législateur a cru répondre en instituant la loi et en lui donnant le caractère rigoureux que nous lui connaissons. Sauvegarde, dit-on, des intérêts particuliers. Ils sont multiples. D'ordre moral plus que matériel, toujours ils appartiennent à l'appréciation de chacun. Mais cette appréciation n'est-elle pas elle-même conséquence d'une opinion, d'une tradition, d'une habitude faite et entretenue par la collectivité. Il en est sur cette question comme sur toute autre, qui touche aux intérêts des particuliers. Cherchons plutôt à analyser et à déterminer les éléments de ces intérêts, et nous verrons ainsi, mieux que par des faits dont nous ne pourrions rapporter qu'un nombre insuffisant, à quoi se borne, et comment se constitue l'intérêt des individus que la loi protège.

Intérêts moraux d'abord, avons-nous dit. Que sont-ils ? Ils sont la contre-partie de ce qu'est l'opinion générale, celle des collectivités. Dans ce courant rapide, tumultueux, que forment les idées et les conceptions que la foule se fait et s'établit, par la tradition, par les préjugés, l'intérêt particulier cherche sa place; il veut être entraîné et non point s'opposer ! Il cherche avant tout à se conformer à une façon générale de voir, de comprendre, d'interpréter. Il s'harmonise, se dissimule. Peu lui importe alors de la justesse et de la valeur des conceptions. Il ne tient sa puissance que de leur nombre, il ne tient sa force de vérité, que de son identité aux conceptions voisines. Un syphilitique détermine par exemple, de son intérêt de ne pas laisser connaître sa maladie, pourquoi ? Est-ce que vis-à-vis de lui-même, il se représente sa maladie honteuse, déshonorante ! Est-ce que sa façon d'être ne le représente pas être comme tout le monde, ne le laisse-t-elle pas capable d'assumer, au même degré que ses voisins, sa tâche sociale ? Si, mais il est captif de l'opinion générale, de la conception que tous ceux qui l'entourent ont de cette maladie, de la tradition qui en a fait et continue à en faire une maladie honteuse, et que l'on tient cachée, comme une dégradation ou une malhonnêteté. Et alors, son intérêt particulier réclame la protection du secret médical. Voilà une des bases, une des raisons principales de l'intérêt moral particulier que défend la loi.

Montesquieu a dit : « Ce sont les mœurs qui font les lois et non les lois qui font les mœurs. » Vérité que nous contrôlons ici. La loi de 1810 a répondu et répond encore dans une certaine mesure aux mœurs et à l'opinion qui classifie et qualifie les maladies. Ce n'est que d'après cette classification qu'existe ou n'existe pas l'intérêt moral particulier. Rien ne prouve que la classification soit juste. Il reste cependant certain que l'intérêt moral particulier existe, faux ou vrai. Or, nous n'avons pas la prétention de modifier l'opinion générale par une formule plus ou moins juste introduite dans le Code. L'opinion certainement est modifiable lentement, et par des méthodes beaucoup plus complexes, et peut-être envisagerons-nous comme utile cette modification, qui peut amener sans brutalité, un changement dans ce qu'est l'intérêt particulier. Mais aujourd'hui, nous croyons surtout que le malaise qui existe, tient à ce que depuis les textes de 1810, la science s'est développée en se vulgarisant, que l'opinion publique n'est plus la même et que dès lors l'intérêt moral particulier ne se trouve plus en harmonie avec la loi qui doit le protéger. C'est dans ce sens que nous pousserons notre étude.

L'intérêt matériel particulier, n'est à son tour, qu'un stade plus avancé de l'intérêt moral. C'est son application.

En en faisant l'examen, nous continuons l'étude précédente. Pour fixer mieux notre pensée, prenons un simple exemple. Un commerçant est atteint de tuberculose; ses voisins le savent. Une fausse pitié s'empare d'eux. On plaint de loin le malheureux, mais en fait on le déconsidère. C'est un homme en état d'infériorité, c'est le premier élément moral, celui contraire à cet intérêt moral particulier que nous signalions précédemment. Mais l'élément matériel entre en jeu. La boutique du commerçant se déserte, on ne s'approvisionne plus chez lui, la crainte de la contagion en devient la raison. Et cet état est contraire à l'intérêt matériel du commerçant. Aussi comprend-on facilement que ce dernier recherche à tout prix la protection du secret professionnel.

Sentiment égoïste sans doute, qui met en opposition le particulier qui sauvegarde ses intérêts matériels, et la collectivité qui cherche à fuir la contagion. Cependant, peut-on s'élever contre un tel sentiment, tant il est humain et tant il entraine avec lui de pitié et de compassion. Je ne le crois pas. Je pense au contraire que cette opposition bien mise à jour doit nous encourager à rechercher par des formules nouvelles à concilier ces doubles intérêts, tout comme elle encourage les cliniciens à poursuivre l'étude de la guérison des maladies. Les dispensaires et les sanatoriums sont en ce sens et pour le cas présent, une de ces formules.

On aurait pu s'attendre dans ce dernier paragraphe, à une énumération de faits plutôt qu'à une discussison d'ordre un peu philosophique de cette question des intérêts particuliers. Il nous a semblé que l'énumération forcément incomplète, n'aurait rien appris. Tout le monde connaît des exemples où le secret professionnel protège des intérêts de patriculiers ou de collectivités. Nous avons préféré voir les éléments mêmes de ces intérêts. Cette discussion aura son utilité dans le prochain chapitre. Elle aura surtout l'avantage de bien faire comprendre, venant après l'étude précise et détaillée que nous avons faite des législations et de la valeur légale du secret professionnel, l'importance que l'on doit attacher désormais aux textes, non plus dans leur valeur exécutive, mais dans les principes dont ils sont la consécration. Les lois, sauvegardent des intérêts particuliers et sociaux. Ces intérêts ne sont que les corollaires d'une opinion générale. Cette opinion générale est faite d'histoire, de traditions, de coutumes; elle consacre des mœurs. Ces mœurs sont-elles bien celles du jour ? Cette opinion est-elle juste, est-elle fausse ? Voilà les éléments premiers du problème que nous nous posons. Le chapitre suivant va, par des faits précis, en établir la discussion. Et d'après nos conclusions, nous pourrons alors, logiquement, méthodiquement, envisager en un raisonnement inverse, une réponse pratique, et arrivant à la présentation de textes qui, plus conformes nous l'espérons à la vérité, au progrès, à l'opinion actuelle, répondront mieux aux besoins sociaux, sauvegarderont plus justement les réels intérêts, ceux qu'il est du devoir à la science de rechercher, et à la loi de protéger.

CHAPITRE II

I. — Les Limites du secret médical

Nous avons déclaré absolue dans notre précédent chapitre, l'obligation du silence professionnel. Il paraît paradoxal de rechercher ici les limites du secret. Ces limites sont pourtant réelles et légitimes. Elles résultent de plusieurs facteurs. D'une part de la situation variable du médecin par rapport à la personne examinée, d'autre part du fait que la loi crée à l'homme d'art des obligations inconciliables avec le respect du secret. Tout ceci n'étant que la résultante des modifications d'ordre scientifique ou social, survenues en France depuis 1810, date de rédaction de l'article 378.

Avant de rentrer dans une discussion plus précise des limites du secret médical de par les situations respectives du médecin : médecin traitant, médecin expert, médecin des collectivités, nous tenons à différencier certains points communs pour tous les médecins, et pour lesquels nous croyons que le secret professionnel est absolu.

Quand un médecin pénètre dans une famille pour l'exercice de sa profession, sous quelque forme que ce soit, il est en général introduit dans la plus stricte intimité de son malade. Il le visite dans sa chambre, dans son lit; autant de lieux où en général aucun étranger, voire même parent et ami, ne pénètre. S'il en est ainsi, c'est que l'individu malade ou non, conserve malgré tout, une sorte de lieu caché aux yeux de tous, où il recherche les bienfaits de sa solitude. C'est là une caractéristique de notre façon d'être, une sorte d'instinct, tellement intimement lié à notre propre nature qu'il en est inséparable. Si le médecin y est admis, c'est certainement un sacrifice tout particulier et très flatteur qui lui est fait. Cette seule exception mérite notre attention. Or, c'est dans ces lieux d'intimité, que le malade conserve de préférence les objets auxquels il tient particulièrement et qu'il désire dérober à la curiosité de ses semblables. En outre, ses façons d'y vivre, de s'y organiser, en indiquent beaucoup plus à un esprit un peu observateur que toute autre partie de la maison. La chambre à coucher ou le cabinet de toilette sont d'éloquents témoignages du tempérament, du caractère, des goûts, de la fortune d'un client. Par conséquent, le médecin, croyons-nous, qu'elles que soient ses attributions, n'a sous aucun prétexte le droit de faire connaître explicitement ou tacitement ce qu'il a pu voir, découvrir ou comprendre pendant le séjour de quelques minutes qu'il a fait auprès de son malade. Même obligation, pensons-nous, lui est faite, pour tout ce qui concerne l'examen de l'individu, indépendamment de la partie du corps qui doit retenir son attention pour les recherches qu'impose son diagnostic. Qu'il constate chez une femme ou chez un homme, telle diformité, tel défaut de constitution, tel vice plastique, au cours de son examen clinique, il doit garder le plus grand secret de sa découverte. Il en sera de même, pensons-nous, pour toute confidence directe ou indirecte qui lui sera faite au sujet de la personnalité de son malade et de sa famille.

Nous rappelons ici, en y insistant un peu, de l'importance toute particulière de ces éléments du secret professionnel. D'abord parce que les individus quels qu'ils soient, y tiennent tout spécialement. Ensuite, parce que le médecin jouissant, pour l'exercice de son art, d'un unique privilège, n'en doit point user autrement que pour l'objet même qui le légitime : les soins qu'il doit donner. Enfin, parce que la dignité du médecin gagne à cette discrétion comme nous l'avons indiqué déjà, et qu'il est impossible de déterminer quelle répercussion lointaine souvent, pourrait avoir la plus légère indiscrétion sur l'un des points que nous signalons.

Tout ceci précisé, et c'est simple puisque le secret doit être absolu dans tous ces cas, il nous reste à déterminer quelles sont en quelque sorte, les dérogations qui peuvent être ou doivent être faites au principe du secret professionnel. Cette étude fait l'objet de ce chapitre.

2. — Les limites du secret médical pour le médecin traitant.

Le plus habituellement, l'homme d'art exerce sa profession comme médecin traitant. Nous entendons sous ce terme, non seulement le médecin de famille, mais le consultant, le spécialiste, le médecin du dispensaire ou du bureau de bienfaisance, le chirurgien, le médecin ou l'accoucheur d'hôpital. Dans tous ces cas, l'obligation du secret pour le médecin traitant, est absolue, sauf les rares exceptions où la loi l'oblige à se faire dénonciateur. C'est bien là le principe général qui semble résulter du texte de la loi. Cependant, si nous examinons ce qui se fait en pratique, nous retrouverons des cas nombreux d'espèce où sans s'appuyer sur un texte précis, le médecin doit s'écarter plus ou moins de la règle fixée par l'article 378. Ce sont les cas d'administration où des certificats sont réclamés au médecin, établissant soit d'une infirmité, soit d'une maladie dans le but d'obtenir une pension, soit un certificat d'aptitude à un emploi. Mais en général, ces demi-violations sont faites sur le désir du malade, et parce qu'il a intérêt à ce qu'elles soient faites. En outre, elles empruntent le plus ordinairement une forme de négation qui certifie l'absence de telle ou telle maladie.

En dehors de ces demi-violations, le médecin traitant est tenu au secret le plus absolu tant que la loi ne l'oblige pas à se porter dénonciateur.

Nous pensons rechercher ici les cas où le médecin traitant peut se croire obligé à une dénonciation.

L'article 30 du Code d'instruction criminelle, qui s'applique bien entendu à tous les citoyens, médecins ou autres, est ainsi conçu :

« Toute personne qui aura été témoin d'un attentat, soit contre la sûreté publique, soit contre la vie ou la propriété d'un individu, sera pareillement tenu d'en donner avis au procureur de la République, soit du lieu du crime ou du délit, soit du lieu où le prévenu pourra être trouvé. »

Le médecin est souvent mieux placé que quiconque pour connaître l'origine et les circonstances de certains crimes (avortement, infanticide, empoisonnement). Doit-il se conformer aux prescriptions de l'art. 30 du Code d'instruction criminelle ? Ou bien continuer à suivre celles de l'art. 378 ? N'existe-t-il pas d'ailleurs contradiction entre ces deux textes ? En apparence, il y a contradiction, mais nous pensons que le médecin traitant doit rester fidèle à l'art. 378, pour les raisons suivantes : D'abord l'art. 378 est plus récent que l'art. 30 et en vertu de l'adage : « Lex posterior derogat priori », il crée une dérogation aux dispositions de ce premier article. En outre, comme nous l'avons expliqué dans le précédent chapitre, l'art. 30 ne comporte aucune sanction légale alors que l'art. 378 énonce des peines.

Certes, il existe les cas dans la pratique courante où aucune hésitation n'est permise et où le médecin a le devoir de dévoiler certains faits; nous voulons parler ici des cas où le praticien constate par exemple qu'un enfant est martyr de ses parents. Ce n'est pas divulguer le secret professionnel que de s'appuyer sur l'art. 30 du Code criminel et de dévoiler à la justice l'ignoble attitude des parents. Mais ces cas-là sont extrêmement rares et leur solution est toute simple. Plus difficile sans doute peuvent paraître les décisions qu'il convient de prendre pour concilier sa conscience et la loi dans des cas d'infanticide ou d'empoisonnement. Nous ne pensons pas que le médecin puisse déclarer ce qu'il a pu constater. Nous l'engagerions simplement, au cas d'infanticide, à refuser de signer le certificat de décès de l'enfant et au cas d'empoisonnement à soustraire le malade au milieu qui l'entoure. Si après avoir acquis la certitude absolue d'une tentative d'empoisonnement le médecin guérit son malade, il doit à ce dernier le récit de la vérité, lui abandonnant le soin d'agir comme il le désire. Si au contraire le malade meurt, le médecin doit refuser de signer un certificat de décès.

Ainsi, nous voyons, qu'alors qu'en apparence les dispositions de l'art. 30 semblent venir contredire celles de l'art. 378 et mettre le médecin dans une délicate perplexité, en réalité il n'en est rien, de par les différences qui existent, comme nous l'avons indiqué, entre les deux articles. L'art. 30 offre au médecin la possibilité de divulguer sans encourir de pénalité, le crime dont il a été témoin, lorsque sa conscience lui en fait un devoir impérieux. Ces cas sont très rares, avons-nous vu, et le principe du secret absolu persiste en presque totalité. Sans avoir ce secours d'un article de loi, la jurisprudence vient souvent faciliter le médecin dans sa délicate observance de l'art. 378. En ce qui concerne la déclaration de naissance à laquelle le médecin a assisté, l'art, 56 et l'art. 57 du Code Civil mettent ce dernier dans l'obligation d'énoncer les noms, lieux et domiciles des parents. Pour obéir à cette prescription le médecin peut être amené à trahir le secret professionnel, car en cas d'accouchement illégitime, le secret exige que le nom de la mère soit tu. Dès 1844 la Cour de Cassation indique que le médecin est autorisé à taire dans sa déclaration le nom de la mère et le lieu où s'est produit l'accouchement. L'attiude du médecin devient en ce cas la suivante : dire tout ce qui rattache l'enfant à la société et taire, si la mère l'exige, tout ce qui rattache l'enfant à la mère.

Médecins et juristes s'accordent pour admettre que le praticien ne doit fournir à une Compagnie d'assurances sur la vie, aucune pièce relative à l'état de santé ou aux causes de décès de l'un de ses clients. Différentes modalités ont été présentées pour satisfaire pratiquement à cette exigence du secret. Nous retiendrons et conseillerons tout particulièrement celle que préconise M. le Professeur Verger (Précis de déontologie médicale, juin 1921) et qui a l'avantage de supprimer les lenteurs du réglement qu'entraine dans la pratique le refus du médecin traitant. M. le Professeur Verger conseille le compromis suivant : s'abstenir de remettre un certificat à l'assurance elle-même, mais adresser au bénéficiaire de l'assurance, s'il est un proche parent du décédé, une lettre mentionnant les causes de la mort. Le bénéficiaire resterait libre de faire ou non état de ce document.

C'est en utilisant un moyen identique que nous conseillerions à un médecin de se défendre en justice contre un client qu'il aurait pu y faire citer pour dommage à lui-même.. Dans ce cas plus que dans tout autre, le médecin plaignant a le devoir de respecter d'une absolue façon l'intégrité du secret médical. Si cette obligation doit nuire à son argumentation, il peut consigner par écrit les faits qu'il désirerait porter à la connaissance du jury, ce que lui interdit l'art. 378. Remettant son écrit à la partie adverse, il en avertit le président du jury. Si le défendant veut produire l'écrit du médecin, il le peut; si au contraire il refuse cette production, il établit contre lui une présomption qui doit servir le médecin, comme une indication de mauvaise foi chez son adversaire.

Enfin, nous en arrivons à la question délicate du mariage où le secret absolu nous semble devoir être toujours respecté. Certainement dans la pratique il se présente pour tout médecin des cas de conscience très délicats. Des opinions différentes ont été émises notamment en ce qui concerne les renseignements réclamés par les familles auprès des médecins, sur l'état de santé des différents conjoints. Nous pensons que le secret doit être maintenu. On empruntera dans certains cas, afin d'éviter des risques de contamination, des procédés plus ou moins faciles, nous le verrons dans un prochain chapitre; mais ici non plus, jamais le secret médical ne pourra être repoussé.

3. — Les limites du secret médical pour le médecin expert.

Les fluctuations de l'organisation sociale ont entraîné avec elles des modifications dans l'exercice de la profession médicale. Le médecin n'intervient plus, dans la société actuelle, uniquement à titre de médecin traitant, pour une fin thérapeutique. En de nombreux cas, il rempli un rôle de contrôle, soit en vertu d'une délégation judiciaire, soit pour le compte d'une collectivité, d'un employeur, d'une administration. Il devient alors expert, officiel ou privé et se trouve de ce fait partiellement relevé du secret professionnel. Or, cette exception se légitime en fait comme en droit. En fait, car elle est la résultante même de la mission confiée et que la loi autorise. A défaut de cette dérogation la mission ne pourrait être remplie, si le médecin ne pouvait faire connaître à son mandant le résultat de son examen. Qu'il existe là à premier examen une sorte de contradiction entre l'art. 378 et les lois plus récentes sur les accidents du travail, d'assurance sur la vie ou tout autre, c'est certain. Mais peut-il en être autrement ? Et puis en droit une telle atténuation est portée dans cette déclaration légale, du fait même que le médecin expert n'a aucune hérapeutique à appliquer. Dans ces conditions, point n'est besoin pour lui d'interroger aussi minutieusement son malade que le ferait le médecin traitant. Par conséquent, le malade étant averti, le médecin expert ne reçoit point ces confidences qui rendent plus nécessaire encore l'obligation au secret. Le respect des conditions générales que nous établissions au début de ce chapitre, résument à peu près les principales obligations au secret pour le médecin expert. Nous voyons donc que ce n'est que partiellement, c'est-à-dire vis-à-vis de ses mandants et pour les constatations en relation avec le but de sa mission que le médecin expert est délié du secret.

La divulgation à toute autre personne ou de tout autre fait relevé au cours de sa visite, qui serait faite par un médecin expert, soumet ce dernier à l'application de l'art. 378. Seule une remarque nous paraît devoir être ajoutée, en ce qui concerne les affections générales relevées chez un individu et dont la répercussion peut avoir une importance sur le diagnostic ou sur l'évolution de la maladie dont l'expert a le contrôle. Les cas de syphilis ou de tuberculose entraînent leur divulgation. Mais ici, le médecin expert doit par tous les moyens dont il dispose et avec une particulière psychologie, chercher à voiler la déclaration qu'il fait de ces états pathologiques. Les termes techniques très précis de spécificité ou de bacillose ou bien les signes conventionnels peuvent être utilisés par lui, à seule fin que les bureaux administratifs n'en puissent découvrir le sens. Si malgré ces précautions une indiscrétion était reprochée au médecin expert, nous croyons que légalement sa responsabilité est entièrement dégagée.

Nous ne nous sommes attachés dans ce chapitre à n'envisager que les situations les plus nombreuses il est vrai, où le praticien dans un rôle de médecin expert ou de médecin traitant peut conserver un respect presque absolu du secret professionnel. Nous avons indiqué très brièvement quelques cas où, afin de rendre possible ce respect du secret et éviter une complicité à laquelle la conscience du médecin et de l'homme, se refuse, ce dernier surtout doit user de quelques stratagèmes. Nous n'avons pas la prétention d'avoir envisagé tous les cas possibles. Mais par cette étude nous avons acquis la certitude que le médecin peut et doit toujours, sauf les cas précis qui font l'objet du prochain chapitre, respecter d'absolue façon le secret professionnel.

S'il nous fallait rechercher encore une formule plus générale, nous indiquerions que quand il s'agit de malade dont l'état pathologique n'offre aucun danger pour ses semblables et simplement une profonde curiosité, le médecin doit se taire. Ajoutons à cela les considérations que nous avons déjà faites, sur tout ce qui concerne le malade, non au point de vue thérapeutique mais social ou personnel et dont le médecin devient, de par sa situation, le confident ou le témoin.

Nous nous réservons d'étudier dans le chapitre suivant les cas des maladies contagieuses et ceux où le médecin devient à la fois médecin traitant et médecin expert, c'est le cas du médecin de collectivités.

CHAPITRE III

Des dérogations au principe du secret médical absolu

A) *Les dérogations du médecin des collectivités et du médecin militaire;*

B) *La déclaration obligatoire des maladies contagieuses et tout particulièrement de la tuberculose et de la syphilis.*

Comme nous avons essayé de l'indiquer au début de cet ouvrage, de plus en plus la médecine tend à prendre une forme sociale. Les progrès de la science, les découvertes de Pasteur, l'évolution et l'organisation sociale, ont une répercussion capitale sur la pratique médicale. Il n'est point étonnant alors de trouver un désaccord allant même jusqu'à la complète opposition entre les conceptions du siècle dernier, traduites par les textes de 1810 et les nécessités actuelles qu'expriment en partie les textes de 1902. Dans la pratique cette opposition entraîne de graves difficultés. Surtout sa réglementation forcément brutale et imparfaite, parce que malgré tout, encore assez inattendue chez la majorité des individus, cause des malaises, dont le médecin qui n'est pas fautif, est cependant victime. Le secret professionnel est de toutes les formes de la pratique médicale, celle qui semble gêner le plus l'évolution sociale. Nous avons déjà remarqué au précédent chapitre que bien que son principe soit partout applicable dans les cas envisagés, cette application demande souvent beaucoup d'attention, voir même l'emploi de certaines subtilités.

Ici il ne sera plus possible d'agir ainsi. Le secret médical ne peut plus persister dans son esprit et sa forme. Il va subir une certaine violation. Cependant il ne faut pas croire qu'il disparaît entièrement. Non ! Il reste dans tous les cas, et c'est je crois ce qui intéresse le plus les individus quels qu'ils soient, la nécessité pour le médecin de garder absolument secret ce qui n'a pas trait d'une immédiate façon au diagnostic ou au pronostic de la maladie de son client. Tout ce qui est confidence, observation, d'un autre ordre que clinique, ne doit jamais échapper des lèvres du praticien. Pour le reste, nous ne croyons pas que l'on puisse conserver le principe du secret. Après avoir étudié dans les cas précis tels qu'ils se présentent pour un médecin de collectivité, ou bien vis-à-vis de tout praticien qui découvre une maladie contagieuse, nous rechercherons la possibilité par une suffisante législation, à limiter autant qu'il se pourra, le droit et l'étendue, à la déclaration. Nous ne perdrons pas de vue surtout qu'il y a nécessité dans ces cas d'interprétation à ce que le médecin soit suffisamment protégé légalement contre les rigueurs de l'art. 378 pour toutes les violations au secret professionnel que l'évolution sociale et la protection des collectivités, lui font un devoir nouveau d'accomplir.

1. — Les dérogations du médecin de collectivités et du médecin militaire.

A) *Le médecin de collectivité.*

A côté du médecin traitant et du médecin expert aux rôles respectifs bien définis, il existe une catégorie importante de médecins qui doivent jouer un rôle à la fois de médecin expert et de médecin traitant. Ce sont les médecins des grandes administrations, des lycées ou établissements, de l'armée.

L'on conçoit alors le dilemme : l'homme de l'art donne ses soins au malade ou au blessé, et lui doit le secret. Mais, d'autre part, il doit faire connaître à l'organisme dont il est le mandataire et par lequel il est rémunéré, non seulement le pronostic utilitaire, c'est-à-dire la nature et la durée de l'incapacité, mais aussi le diagnostic même de la maladie. Il en résulte qu'en fait le secret médical est alors constamment violé. Peut-il en être autrement ? Nous ne le pensons pas, sauf pour quelques cas d'espèce où le médecin usant d'une autorité morale suffisante décidera son malade à faire telle ou telle chose à laquelle l'oblige son état de santé. Par exemple, le médecin d'une Compagnie de taxi-autos est appelé à donner ses soins à un chauffeur. Son malade présente des symptômes d'une affection ou d'une lésion qui ne lui permettent plus de remplir ses fonctions sans danger pour ses semblables. Le praticien doit rechercher, en expliquant à son malade la lourde responsabilité morale et pénale qui pèserait sur lui, à lui faire abandonner ce métier.

Ces cas d'espèce mis à part, il reste certain que le secret médical absolu pour le médecin de collectivité est quelque chose d'impossible, De plus en plus, dans l'avenir, entre le médecin et le malade, s'interposera une tierce personne, Etat ou collectivité qui, assumant la charge matérielle du traitement, aura besoin d'être renseignée sur la nature de l'affection. Le conflit entre le rôle de contrôleur et celui de traitant confondue en un même médecin, deviendra presque la règle. La violation du secret se répétera si souvent que ce secret n'existera pour ainsi dire plus.

Mais alors ne pourrait-on envisager de remplacer le médecin de la Compagnie par un médecin traitant choisi par le malade ? Ce dernier assumerait la responsabilité du diagnostic et du traitement sous le simple contrôle du médecin de la Compagnie. En séparant ainsi les attributions et les fonctions du médecin de Compagnie, nous retrouvons les cas déjà étudiés. Le malade se trouve confié à deux personnes : un médecin traitant et un médecin expert. Nous avons vu comment l'un et l'autre respectent le principe du secret médical, sinon toujours en totalité, du moins d'une suffisante façon pour ne porter aucun préjudice aux personnes, ni encourir eux-mêmes les risques de l'application de la loi.

B) *Le secret médical dans l'armée.*

Le secret médical est constamment violé, en ce qui concerne les hommes de troupe. L'excuse, dit-on, est que le médecin-major est en quelque sorte l'expert délégué par l'autorité désireuse de se renseigner. L'on compare son rôle à celui du médecin légiste. Et ceci est en grande partie exact. Le médecin militaire est plus souvent un médecin expert qu'un médecin traitant. Il est médecin expert en ce sens, que nous oserions presque dire qu'il a plus à tâche de fixer des invalidités que de prescrire des médicaments. Il est expert aussi pour l'attribution de pension ou taux d'invalidité.

Ces raisons ne sont point cependant suffisantes pour autoriser cette violation perpétuelle du secret, ou mieux ce manque de respect aux convenances et ce mépris absolu de toute personnalité, de toute pudeur corporelle. Nous allons indiquer plus loin quelques réformes qui nous semblent susceptibles d'atténuer un peu cet état de choses. Ne nous leurrons point sur la partielle inefficaces. Nous n'avons point la prétention ici, de traiter à fond encore de nos jours qui fait considérer le soldat comme un être dépourvu de toute personnalité et vis-à-vis duquel les moindres ménagements moraux, les plus élémentaires attitudes de délicatesse, sont parfaitement inutiles.

Tant que cet esprit persistera, les mesures entreprises seront inefficaces. Nous n'avons point la prétention ici, de traiter à fond cette question, mais nous tenons à signaler un danger qui s'affirme chaque jour. On prend exemple chaque fois qu'il s'agit d'établir le fonctionnement et l'application d'une mesure médico-administrative dans une collectivité, sur ce qui est fait dans l'armée; exemple : les accidents du travail, la loi d'assurance médicale obligatoire. Ce principe est faux; il peut conduire dans la pratique civile à des résultats désastreux. L'armée est une collectivité tout à fait spéciale; elle a un esprit particulier, une vie autonome aussi opposée que possible à celle des individus en société, par conséquent les méthodes appliquées à l'armée ne sauraient l'être dans l'administration civile. Nous signalons ce fait, il mérite attention.

Si nous en revenons maintenant à la question qui nous intéresse avant de signaler les quelques mesures que nous préconisons, rappelons simplement à titre d'exemple, les déplorables abus faits officiellement dans l'armée, de cette élémentaire discrétion à laquelle tout malade peut devoir compter. Ce sont d'abord les fameux centres de vénériens, institués pendant la guerre dans les villes, au vu et au su de tout le monde. La simple hospitalisation d'un malade dans ces centres, fixait sans doute possible le diagnostic de sa maladie : syphilis ou chaudepisse. C'est en outre la production du dossier sanitaire pour la constitution des tableaux de recensement d'après la loi militaire du recrutement du 21 mars 1905. Cette loi cherche à consacrer un vœu de l'opinion publique, pour se prémunir contre l'expertise jugée trop rapide, des conseils de révision. Mais les documents fournissant l'histoire pathologique de l'appelé, avec tous ses détails intimes, sont destinés à passer de mains en mains, des maires aux conseils de révision, puis aux corps de troupes, pour être enfin transcrits sur les divers registres de l'infirmerie. Il en est de même des cahiers de visite, des billets d'hôpital, des congés de convalescence, etc., autant de pièces que le soldat doit produire à toute autorité qui le lui réclame et sur lesquelles sont mentionnés en détail les renseignements sur son état pathologique.

Nous pensons que c'est là un mépris singulier de ces lois de discrétion si chères aux individus. L'application du principe du secret rencontre dans l'armée des difficultés nombreuses. Néanmoins, il serait possible, par quelques simples mesures, de remédier à ces violations perpétuelles qui, si elles ne reçoivent aucune sanction légale, sont très fréquemment une cause de gêne et d'appréhension de la part du soldat qui en est l'objet. Nous proposons les quelques mesures suivantes, afin d'essayer de rétablir dans l'armée le secret médical auquel les soldats ont même droit que les civils :

1° *Obligation légale du secret médical imposée à tous les*

corps, établissements militaires, bureaux, etc., vis-à-vis des hommes ayant passé sous les drapeaux.

2° *Remise sous plis cachetés, des certificats médicaux, de congés de convalescence.*

3° *Suppression de la désignation de la maladie sur le billet de sortie.*

4° *Billets d'hôpital sous plis cachetés; transmission directe au médecin et entre médecins sans intermédiaires.*

5° *Suppression de la mention du diagnostic sur le cahier de visite. L'indication seule de la validité ou non-validité d'un homme devant suffire à renseigner.*

6° *Comparution individuelle devant les conseils de révision et obligation légale au secret pour tous les membres du conseil.*

7° *Visite au corps, individuelle, en dehors de la présence du personnel et des camarades.*

2. — La déclaration obligatoire des maladies contagieuses.

Ici il ne s'agit plus d'une dérogation tacite au principe du secret médical absolu. Bien au contraire c'est la loi elle-même, loi du 15 février 1902, complétée par les décrets du 10 février 1903 et du 28 septembre 1916, qui vient dans certains cas, relever le médecin du devoir du secret et l'obliger à effectuer certaines déclarations.

La loi considère et énumère deux catégories de maladies. La première catégorie comprend 14 maladies pour lesquelles la déclaration et la désinfection sont obligatoires. La seconde groupe 9 maladies dont la tuberculose pulmonaire, pour lesquelles la déclaration est facultative.

On comprend très facilement le but poursuivi par le législateur dans la rédaction de ces textes de loi. L'Etat doit assurer l'hygiène publique et prévenir ou arrêter les maladies épidémiques. Sans nous attarder spécialement à l'étude de ces déclarations précisées et rendues obligatoires par la loi, pas plus qu'à la procédure imposée au médecin pour effectuer sa déclaration, nous en arrivons immédiatement à la remarque suivante : les maladies dont la loi exige la déclaration ne sont nullement secrètes de leur nature. En application donc on ne rencontre presque aucune difficulté. Seule une légère objection pourrait être faite en ce qui concerne la procédure fixée par la loi pour la déclaration. Mais l'acceptation des familles au sujet de ces déclarations est certainement la meilleure garantie de leur possibilité.

Par contre, nous désirons nous arrêter et étudier plus longuement les maladies secrètes pour lesquelles la loi n'oblige pas à la déclaration. Nous voulons parler ici de la tuberculose et de la syphilis.

A) *De la tuberculose.*

La tuberculose est la maladie dont l'étude est, entre toutes, de beaucoup la plus importante au point de vue spécial où nous nous sommes placés. C'est un fait aujourd'hui amplement démontré, que les atteintes de la tuberculose sont infiniment plus nombreuses qu'on ne le croirait, si l'on en jugeait seulement par le nombre des malades avérés. Il est même certain que, dans les grandes villes au moins, où le contage est si largement semé dans les voies publiques, et où l'absorption, avec les poussières, n'en saurait être évitée par personne, tous les habitants subissent à quelque degré les atteintes du mal. M. Naegeli (de Zurich), prétend qu'il n'a pu trouver un seul cadavre d'homme, habitant la ville et âgé de plus de 30 ans, exempt de lésions tuberculeuses. Or, l'on doit dire aujourd'hui, comme une vérité qui n'a rien de paradoxal, que non seulement la tuberculose est une maladie parfaitement curable, mais encore qu'elle est sans doute, de toutes les maladies, celle dont on guérit le mieux et le plus souvent, sans intervention thérapeutique d'aucune sorte.

Par conséquent, plus que pour toute autre maladie, le secret médical doit avoir ici, une capitale importance. Le nombre des malades, la possibilité de guérison; ces deux raisons ne nécessitent-elles pas une connaissance rapide et certaine de la maladie, non seulement par le malade, mais par son entourage, par la société ?

La loi du 15 février 1902, sur la déclaration obligatoire des maladies contagieuses, est complétée par le décret du 10 février 1903. Le décret fixe pour la tuberculose pulmonaire, la déclaration facultative. Ce n'est là qu'une timide décision. Elle se comprend par suite des objections, par suite de la crainte de trouver dans le public, une opposition systématique et rigoureuse, où une mesure trop radicale eût été considérée comme éminemment vexatoire. Le texte même du rapporteur du décret indique que « cette déclaration faculative est une manière de transition qui, améliorant l'état actuel, prépare les réformes de l'avenir ». Nous étions en 1903; il y a bientôt 20 ans. La situation est-elle la même et les « réformes de l'avenir » n'ont-elles pas aujourd'hui leur raison d'être ? Reprise le 1er juin 1903 à l'Académie de médecine, la discussion sur la déclaration obligatoire de la tuberculose a amené le vote de l'avis suivant proposé par M. Roux : « Il est d'intérêt public que tout cas de tuberculose bacillaire ouverte soit obligatoirement déclaré sitôt le diagnostic établi. »

Mais où les difficultés les plus grandes se sont présentées, c'est dans l'établissement de la forme de la déclaration et de l'organisation du service de désinfection. M. Roux préconisait la création d'un médecin sanitaire tenu au secret. C'est en effet la crainte d'une violation du secret professionnel susceptible de retourner le malade contre son médecin, qui a fait retarder la décision.

On s'est de plus en plus familiarisé, pour ainsi dire, ces vingt dernières années, avec la tuberculose, depuis que l'on connaît sa nature intime. La grande presse en a souvent entretenu ses lecteurs, les Congrès se sont multipliés, le public en a suivi les travaux avec le plus vif intérêt, et l'on a instruit au sujet de la viande et du lait des animaux tuberculeux. Quelques-uns de ces éminents médecins ont, par la plume et par la parole, rendu aux malades la consolation et l'espoir en proclamant que cette affection était curable; tout cela fait que l'on regarde avec des yeux moins remplis d'épouvante qu'autrefois. En même temps on s'est occupé de la désinfection, et on a montré ce qu'elle était, ce qu'elle pouvait et devrait être; en un mot, le tuberculeux se sent moins isolé. Par conséquent, nous semble-t-il plus préparé à la divulgation de sa maladie. On pourrait croire alors qu'au fur et à mesure de cette éducation publique, les médecins aient tenté d'utiliser les avantages du décret de 1903, et que la tuberculose à déclaration facultative, soit parfois déclarée. Il n'en est rien !

Le libre arbitre, dans ces cas-là, ne peut être employé par le médecin, il lui faut : ou l'obligation au secret, ou l'obligation à la déclaration. Par conséquent, ce qui semblait être un léger progrès pratique, n'est qu'une étape, la consécration d'une tendance, l'affirmation d'une opinion.

Notre opinion sur la question est simplement celle-ci : il faut prévoir et préparer pour un temps aussi prochain que possible, la possibilité de la déclaration obligatoire de la tuberculose. Nous avons volontairement insisté dans notre chapitre premier sur les éléments qui entrent en conflit dans l'étude de cette question : intérêts des personnes et opinion publique. Et bien, il faut sans tarder s'attaquer à l'un et à l'autre de ces éléments. Pour ce, il convient d'amplifier ce qui a été fait. D'abord, instruire les individus sur la curabilité de leur mal, les encourager à se soigner, leur faciliter ces soins et surtout instruire l'opinion publique sur les moyens dont dispose la lutte antituberculeuse. Sans pouvoir insister ici, comme il serait intéressant de le faire, nous nous contentons de donner quelques directives pour l'avenir. En ce qui concerne le présent nous ne croyons pas acceptable dans le public, ainsi que le réclame l'Académie de médecine, la déclaration obligatoire de la tuberculose ouverte, la seule contagieuse, et ceci dans l'intérêt social bien entendu par suite d'un péril réel et sans cesse croissant. Mais nous pensons que sans violer le secret professionnel, c'est-à-dire en laissant aux malades toutes les garanties désirables d'une discrétion absolue, leur procurant ainsi une tranquillité morale utile, même aux fins thérapeutiques, il est possible de défendre la santé des collectivités en luttant contre la propagation du mal; en supprimant les foyers de contagion. Dans notre prochain chapitre réservé aux conclusions, nous indiquerons sous une forme très précise, les méthodes que nous préconisons.

B) *De la syphilis.*

Le rapprochement de la tuberculose et de la syphilis s'impose si l'on considère ces maladies non plus au point de vue médical, mais au point de vue social. Il n'y a à proprement parler, identification entre elles, en ce qui concerne les mesures à prendre pour localiser et supprimer si possible leurs respectifs ravages. Mais en ce qui concerne les différents cas moraux, cas de conscience ou autre que le praticien rencontre dans sa carrière, il y a une analogie frappant eentre ces deux maladies que le public réunit sous la même étiquette de maladies secrètes et qui lui cause une mystique frayeur. A ce dernier point de vue, la syphilis paraît être un plus parfait exemple. Elle rassemble au maximum toutes les angoissantes questions que peut et doit se poser le médecin. Questions, comme nous allons le voir, où le secret professionnel ajoute encore quelque chose de tragique par la place importante qu'il joue. Nous étudierons la syphilis dans le mariage, chez les nourrices et les nourrissons.

Les candidats syphilitiques au mariage.

Les progrès de la thérapeutique antisyphilitique nous font avant tout un devoir de rompre ici avec la tradition et avec le passé. Sans préciser des effets bienfaisants et remarquables même de cette thérapeutique, nous devons affirmer qu'elle simplifie de beaucoup la qustion, en enlevant à la syphilis traitée, le cadre tragique de ses évolutions. Cause certaine de l'effroi que cette maladie jettait dans le public et par conséquent de l'attitude de l'opinion générale à l'égard du syphilitique. A ces progrès scientifiques s'est ajoutée une éducation générale des masses qui, mieux instruites, ne tarderont pas à rendre à cette maladie ses justes proportions et le sang-froid nécessaire à ceux qui en traitent. Enfin, résultant toujours des progrès de la science, les théories récentes sur l'immunité vérifiée par les faits, permettent d'envisager la question de la syphilis au point de vue social avec moins de noir pessimisme qu'au siècle dernier. Sans entrer dans l'étude complexe de cette question, nous nous contenterons de rapporter ici l'opinion de M. Charles Valentino sur l'immunité héréditaire de la syphilis. Cet auteur soutient certes une thèse très hardie. S'il dépasse peut-être la vérité, il ne la méconnaît pas et la justesse de ses remarques, confirmée par l'exemple d'une race . les Arabes, et de multiples expériences, notamment de M. le Professeur Fournier, est une précieuse indication pour qui envisage au point de vue social, l'évolution à venir de la syphilis.

Se servant des recherches faites par M. Constantin Paul, Blondel, Charrin et Hugounnicq, établissant que l'immunité transmise par les générations syphilitiques à leurs descendants, est le facteur de la bénignité actuelle de la syphilis; il s'ensuit, dit M. Valentino, que les syphilitiques qui sont des procréateurs très médiocres pour la famille, sont des procréateurs de premier ordre pour la race, qu'il faut protéger contre la syphilis. Aussi, conclut M. Valentino, il ne saurait être question d'interdire le mariage aux syphilitiques consciencieusement soignés. Il est impossible évidemment de mesurer cette tendance à l'immunité syphilitique; mais il est un fait hors de contestation, c'est que des pères syphilitiques non contagieux peuvent produire d'excellents enfants. M. Fournier a publié 87 observations relatives à des sujets syphilitiques, qui s'étant mariés, ont engendré un total de 156 enfants absolument indemnes. Mieux encore, M. Pitres a suivi 286 rejetons issus de parents tabétiques, et aucun d'eux ne portait de stigmates grossiers de dégénérescence physique et mentale, aucun ne présentait de symptômes de syphilis héréditaire tardive.

Voilà donc la vérité en matière de syphilis dans le mariage. Conçoit-on dès lors l'utilité du secret si absolu fait autour de cette maladie. Certes je sais bien que ce ne sont pas les médecins qui désirent ce secret, mais plutôt les malades. Cependant, et nous verrons tout à l'heure les inconvénients et les difficultés auxquels il les expose, l'intérêt social réclame-t-il tout ce mystère qui cachant une maladie et ses dangers, cache aussi les progrès de la thérapeutique, laissant subsister ainsi dans l'esprit de la foule des simples et des ignorants, les légendes et les histoires les plus fausses, les plus absurdes, celle qui dépriment et découragent bien des malades au risque de rendre toute guérison impossible.

Le professeur Fournier, interrogé en 1903, à une séance de la Société de prophylaxie sanitaire et morale, s'il consentirait à marier sa fille à un gendre syphilitique qui se serait conformé aux rigoureuses prescriptions thérapeutiques par lui-même établies, avoua que personnellement il refuserait. Je ne sais aujourd'hui quelle serait sa réponse.

Tout ceci ne veut pas dire que la syphilis soit aujourd'hui une maladie absolument bénigne et dont il ne faille tenir aucun compte; certes non. Ses dangers sont puissamment diminués. Il en persiste cependant le réels, et sa contagiosité n'est pas atténuée.

Mais ce qui reste certain aujourd'hui encore, malgré les progrès de la science, c'est que la syphilis non traitée ou insuffisamment traitée, entraîne avec elle une longue suite d'accidents dont les plus terribles ne sont pas la mort. Or les malades non traités ou insuffisamment traités, sont beaucoup plus nombreux que l'on ne le croit. Le médecin souvent ne découvre la maladie qu'au hasard d'un interrogatoire ou d'un examen de son malade. Quelle doit être sa conduite morale ? Il sait, lui, les ravages possibles; il connaît la contagion facile, certains pour la femme avec laquelle son malade entrera en rapports sexuels; il prévoit aussi la transmission héréditaire de la syphilis aux enfants nés de cette union.

Autant de nombreux cas malheureux que le médecin retrouve en clientèle et sur lesquels de par l'art. 378, il ne peut rien. Nous allons en préciser certains. On comprendra alors ce qu'ils ont de tragique, tant pour les particuliers que pour la société; ce qu'ils ont ainsi de douloureux pour la conscience médicale.

Un médecin apprend qu'un client contagieux est sur le point de contracter un mariage. Peut-il avertir le futur conjoint auquel le syphilitique doit s'unir, du danger qui le menace ? Ira-t-il prévenir la famille de l'innocente victime, qu'un individu sans scrupules, s'apprête à sacrifier ? C'est en vain que le médecin a épuisé tous ses efforts pour convaincre celui qui va sciemment apporter en mariage le funeste présent de sa maladie, que son action est criminelle; en vain, il lui laisse entrevoir que, plus tard, quand l'époux contaminé aura acquis la preuve qu'une maladie pouvant mettre ses jours en danger est le résultat d'une déplorable union, il voudra sans doute divorcer; ni la pitié, ni le scandale ne peuvent retenir le malfaiteur. Et le médecin doit assister muet au drame qui se prépare, car «l'exigence des devoirs ne fléchit pas devant l'infamie d'autrui.» Qu'il soit consulté au sujet d'un mariage intéressant un syphilitique, ou qu'il apprenne que son client, en période contagieuse, se mariera prochainement, le médecin doit rester absolument étranger à ce qui va se passer, en s'abstenant de tout renseignement, de toute indication. Ainsi l'exige la loi ! N'es-ce pas arbitraire ! N'est-ce pas injuste ! N'est-ce pas même obliger le médecin à une complicité criminelle que son cœur et sa conscience lui reprochent !

Et c'est pourquoi les médecins se sont ingéniés à rechercher si par des moyens quelconques il n'était pas possible de concilier la sauvegarde du secret professionnel et la sauvegarde de la santé de ceux qui risquent la contamination. Nous rapportons ici quelques solutions ingénieuses et en somme pratiques, elles peuvent rendre des services.

Dans le cas où le médecin connaît et est consulté sur l'union d'un syphilitique en période de contamination, Brouardel conseille d'exposer au futur beau-père l'utilité pour un chef de famille d'une assurance sur la vie. M. le Professeur Verger nous indiquait de conseiller au futur beau-père l'expérience de Wasserman, sorte de certificat de bonne santé non syphilitique qui pourrait faire partie des pièces du contrat de mariage.

Mais justement, la nécessité où en sont réduits les médecins de rechercher ces sortes de faux-fuyants, témoigne des difficultés qu'ils rencontrent. Aussi ne nous étonnons pas de trouver des esprits peut-être plus hardis qui réclament purement et simplement la suppression du secret dans le cas que nous signalons, sans s'occuper de l'acceptation qu'en pourra faire le public.

Nous allons brièvement les citer à l'appui dans notre thèse.

L'autorité de Dupuytren mérite de rapporter ici ses paroles : « Si j'ai mis sous mes pieds, l'article du Code pénal et le Serment d'Hippocrate, c'est que j'ai eu présent à mon esprit ce divin précepte : « Aime ton prochain comme toi-même; et ne fais jamais à autrui ce que tu ne voudrais pas qu'il te fut fait. » Après lui, le docteur Garde, le Docteur Legrand du Saulle, confirmaient cette même opinion : « Je ne crois pas, et pour ma part, je le déclare, jamais je ne me sentirai le courage d'obéir à la loi en pareille circonstance, ma conscience parlerait plus haut qu'elle, et sans hésiter je dirais : « Non, ne donnez pas votre fille à cet homme. » Je n'ajouterai pas un mot, j'aurais la prétention de n'avoir pas trahi mon secret. »

Nous venons de voir là seulement un cas, le plus fréquent, où en présence de syphilitiques, le secret médical est plus qu'une gêne. Certes, il nous resterait à rechercher tous les autres cas particuliers, où toujours le médecin placé entre deux époux ou deux personnes ayant ensemble des rapports, est amené à découvrir la syphilis chez l'une d'elles. Nous ne pouvons rechercher ici tous ces cas. Ce que nous pouvons dire d'une façon générale, c'est que toujours le médecin est gêné, horriblement gêné, non seulement dans sa conduite et son attitude morale, mais aussi dans l'application d'une thérapeutique appropriée. Nous savons qu'il est des cas où l'intérêt de famille éminemment respectable, où les liens de parfaite union risquent d'être détruits en présence d'un aveu sur la syphilis contractée par l'un des époux. Mais le plus souvent, si la médication appropriée est rendue impossible par suite du secret, c'est l'intérêt de la personne qui mérite le moins de ménagements que l'on protège contre celle qui en mérite le plus par son innocence.

Il est intéressant d'examiner maintenant les autres cas où la syphilis peut, sous le couvert du secret professionnel, continuer sa pénible diffusion. Nous ne pouvons guère ici que signaler ces cas sans les étudier en détail. Les plus intéressants sont ceux qui ont trait à la syphilis chez les nourrices et chez les nourrissons.

De l'étiologie de la syphilis héréditaire, nous pensons utile d'en rappeler les principes. La syphilis de la mère peut atteindre le fœtus. Quand la syphilis est due au père, la mère a été infectée en même temps que fécondée. Les avortements à répétition et les grossesses qui se terminent par la naissance d'enfants morts et macérés, permettent de rapporter au père la syphilis héréditaire du nouveau-né, surtout quand l'accoucheur constate la grosseur anormale du placenta et sa pâleur.

Tout enfant né hérédo-syphilitique, doit être allaité par sa mère. Si elle refuse de nourrir son enfant, il faudra avoir recours au lait d'ânesse. Voilà ce que recommande la clinique. Mais elle ajoute la nécessité de traitement antisyphilitique et chez l'enfant et chez les parents. C'est à cette occasion qu'intervient ce que l'on appelle ordinairement la diplomatie du médecin, le régime des mensonges, car nous supposons bien entendu que l'un des époux ignore qu'il a été contaminé par l'autre en même temps ou antérieurement à son enfant. La complicité se fait entre le médecin et l'époux antérieurement contaminé, et avec le plus d'habileté possible on institue le traitement. La chose est parfois facile, surtout sur la personne de l'enfant ou même de la mère. Plus difficile s'il s'agit du mari. Mais enfin, il se produit très souvent, le médecin n'étant pas toujours présent, que ces traitements longs et assez peu habituels, éveillent une certaine curiosité. Il n'en faut pas davantage pour les faire cesser, sans parfois que le médecin en soit averti, et laisser ainsi à la maladie toute possibilité de gagner du terrain, d'évoluer, de faire de l'enfant un malade, un infirme, de le tuer parfois ! Voilà les conséquences possibles, si non habituelles, qu'entraîne le secret médical dans ce cas.

Mais souvent une quatrième personne entre en jeu. C'est la nourrice. Un enfant est né avec toutes les apparences d'un enfant bien portant. La mère cependant se sait syphilitique; mais puisque « tout s'est très bien passé », elle tait au docteur son état. L'enfant est mis en nourrice. Au bou d'un temps plus ou moins long, des manifestations syphilitiques apparaissent. Le docteur est appelé; il reconnaît la syphilis; l'aveu de la mère confirme son diagnostic. Mais, hélas ! la nourrice, à son tour, par l'enfant, est devenue syphilitique. La pauvre femme l'ignore. Le médecin non consulté par elle doit lui taire son état. Le lui laisser soupçonner serait en faire rechercher la cause, l'avouer, rompre avec le secret. Il ne le peut. Il se contente de la soigner. Mais un temps arrive où la nourrice quitte la famille; elle porte en elle une maladie qu'elle ignore, contre laquelle elle ne pourra, même si elle le voulait, prendre aucune garantie; elle pourra même aller allaiter d'autres enfants et leur communiquer à son tour le mal dont elle est victime.

Voilà ce qui se passe sous le régime du secret, sous sa protection, en complicité du médecin impuissant, en principe, à empêcher quoique ce soit.

Inversement, une nourrice est syphilitique. Le médecin découvre son mal. Il doit, savons-nous, empêcher par tous les moyens dont il dispose, à ce que cette femme assure l'allaitement d'un nourrisson non-syphlitique. De ces moyens un seul serait pratique, efficace. Mettre la nourrice au courant de son état, la faire soigner; si elle refuse, consigner sur son certificat la maladie dont elle porte les germes. Cela, l'art. 378 l'interdit. Alors que reste-t-il au médecin ? La persuasion, le refus du certificat ! Procédés anodins. La nourrice disparaît. Examinée par un confrère, mais instruite du précédent examen, elle cherche et réussit souvent à tromper l'attention du second médecin. Pourvue d'un certificat, elle peut en toute liberté aller contaminer le nombre d'enfants qu'elle veut. Heureusement encore que la loi ne peut punir le second médecin. Mais peut-on légalement quelque chose contre cette inconsciente criminelle, ignorante souvent, parfois inintelligente, et dont la responsabilité est incertaine ? Nous ne le croyons pas. Et puis qu'importe les sanctions après d'aussi irréparables désastres !

Nous nous en tiendrons là, des exemples qui témoignent de ce que le secret professionnel absolu a parfois de terriblement angoissant pour la conscience médicale. Et nous comprenons alors les hésitations du législateur qui, dans la loi de déclaration obligatoire de 1902, laisse dans le silence les cas de maladies secrètes. Pourtant l'intérêt social d'une solution se précise davantage chaque jour. Les efforts que font les médecins pour concilier et leur devoir légal et leur conscience, deviennent tyranniques. En outre, le danger qu'ils encourent est assez angoissant, non seulement par les sanctions légales dont ils peuvent être l'objet, mais surtout par le préjudice moral que certains faits peuvent causer à leur situation matérielle. Enfin, la société qui s'organise, qui se fait plus sociale, recherche, avertie qu'elle est par les découvertes de la science, à limiter l'étendue des maux et à supprimer les ravages de la contagion. Il importe donc de savoir si le Code, puisque c'est lui l'arme officielle dont on peut disposer, est suffisant pour assumer cette complète tâche.

Nous allons ouvrir cette discussion dans notre dernier chapitre et conclure en indiquant, à notre avis, quelques moyens pratiques pour sauvegarder le principe du secret, en même temps que l'intérêt des collectivités, auxquels il paraît parfois s'opposer.

CHAPITRE IV

Conclusions

Nous en avons terminé avec l'étude des principaux cas rencontrés habituellement dans la pratique médicale, et pour lesquels le praticien doit envisager dans quelle mesure il peut, en conscience, satisfaire au rigoureux principe du secret médical, tel que l'art. 378 le prescrit. Notre étude est forcément incomplète et sommaire. Dans un ouvrage comme celui-ci nous ne pouvions lui réserver plus de place. Elle est suffisante, nous semble-t-il, car elle réunit à peu près des exemples de tous les cas où le médecin peut être amené à interroger sa conscience et à la confronter avec les textes de loi.

Nous avons établi, au début du chapitre II que d'une façon absolue sans aucune exception, le secret le plus complet doit être gardé par le praticien sur tout ce qui n'a pas trait au diagnostic et au pronostic de la maladie qu'il découvre sur son malade. La confiance toute exceptionnelle que le client place en lui et qui lui livre l'intimité de la personne, des habitudes et des pensées d'un individu, ne peut en aucun cas, dans quelque circonstance que ce soit, entrainer la moindre dénonciation, ni faire l'objet de la plus petite révélation.

Mais parallèlement à cette vie toute intime que le malade livre à son médecin, ce dernier a tâche de découvrir la maladie dont souffre son client, c'est déjà quelque chose de moins personnel et de moins intime que cette découverte. Elle entraîne avec elle, de par sa nature, diverses considérations prophylactiques ou autres et c'est sur ce terrain que le conflit commence. Le médecin traitant, avons-nous vu, en tout ce qui ne concerne pas les maladies contagieuses, peut et doit garder absolu le secret des découvertes cliniques faites sur son malade. Le médecin expert, lui, a un autre rôle, sa tâche n'est pas de prodiguer des soins, mais surtout de servir à l'application d'une loi faite dans l'intérêt le plus souvent du malade.

Ainsi avons-nous montré que dans l'intérêt de tous, le médecin expert peut être relevé partiellement du secret, c'est-à-dire uniquement vis-à-vis de ses mandants, et pour les constatations en relation avec le but de sa mission. Ceci n'est point dire que l'expert, public ou privé, puisse librement divulguer ce qu'il a vu, entendu ou compris au cours de son examen.

Enfin, nous avons recherché les cas où le médecin se trouve, pour un intérêt beaucoup plus général, dans l'impossibilité de respecter le principe du secret dans ce qu'il a d'absolu. C'est le cas du médecin de collectivité, à la fois médecin traitant et médecin expert; c'est le cas très typique du médecin-major. Nous nous sommes appliqués à montrer comment il serait peut-être utile d'essayer de concilier cette apparente opposition dans l'armée, entre le respect du secret professionnel et les exigences administratives du commandement. Nous avons recherché et indiqué des mesures très pratiques et très simples. Leur application diminuerait certainement les nombreux cas de prétendue violation du secret et faciliterait le rétablissement du principe qui nous paraît être une nécessité, chaque fois qu'il se peut, dans l'intérêt des individus comme pour la dignité du médecin.

Pour terminer notre étude, nous avons réservé la partie la plus difficile, celle nous semble-t-il pour laquelle il faille trouver une solution tant les intérêts personnels et sociaux mis en présence, s'opposent; tant la législation fait défaut, tant le médecin, faute de documents précis doit interroger et interpréter sa conscience sans cesser pour cela d'encourir les risques légaux ou autres qu'une interprétation contraire à quelques intérêts, peut venir soulever. Il s'agit ici des maladies contagieuses. Nous n'avons fait que rapporter à peu près sans commentaires les textes de la loi de déclaration obligatoire de 1902. Mais c'est surtout à l'occasion des maladies dites secrètes (tuberculose et syphilis) pour lesquelles la loi est muette, que nous avons voulu rechercher une solution.

Le chapitre qui précède est en grande partie réservé à l'étude des cas les plus fréquents qu'un praticien rencontre, et pour lesquels se posent à sa conscience, d'angoissantes questions. Voyons maintenant ce qui pourrait être fait pour fixer une ligne de conduite équitable, utile et indispensable aux intérêts mis en jeu dans ces graves questions : intérêts des personnes et intérêts des collectivités.

L'état actuel de la législation est le suivant en France. La loi (Art. 378 du Code Pénal) impose le secret absolu vis-à-vis des cas de syphilis et autorise la déclaration de la tuberculose pulmonaire (décret, 10 février 1903). L'opinion publique, c'est-à-dire la majorité des opinions des personnes, est hostile à toute déclaration de l'une ou de l'autre de ces maladies qu'elle tient pour honteuses et par conséquent désire secrètes. Mais vis-à-vis de ce que veulent la loi et l'opinion, il y a l'intérêt public, c'est-à-dire la santé publique, la protection des collectivités. Celles-ci ont tout à craindre des contaminations possibles que favorise par l'ignorance des foyers de contagion, le maintien du secret médical.

Terrible conflit dont aucune solution n'est encore acceptée, parce que toujours insuffisante ou aux uns ou aux autres. Terrible conflit surtout car il met en une tragique opposition des intérêts, des sentiments, des traditions et des coutumes parfaitement respectables et surtout très humaines. A ce jour, le médecin seul est le juge susceptible de décider de sa conduite vis-à-vis de cas particuliers. Non seulement, il est appelé à se poser d'angoissants problèmes aux solutions parfois introuvables, mais surtout il assume une responsabilité que le public ignore. Responsabilité légale en ce sens qu'il peut, pour une certaine attitude prise en harmonie avec sa conscience, être victime des rigueurs du Code Pénal. Responsabilité morale, si par crainte ou peut-être par faiblesse ou pitié, il a méconnu les risques d'un danger collectif, et laissé se créer des cas de contagion !

Peut-il toujours en être ainsi ? Nous ne le croyons pas. Il est donc nécessaire de trouver un système qui, pratiquement, permette de concilier les différents intérêts mis en jeu, et qui puisse recevoir, afin de donner au praticien les garanties d'une attitude commune et déterminée, la consécration d'un texte de loi ou de décret. C'est la recherche que nous nous sommes proposés dans ce travail.

Enfin et surtout, c'est l'évolution même de nos mœurs, de notre organisation sociale, comme nous l'avons déjà montré, qui nous place aujourd'hui dans la nécessité de prendre une attitude précise, que seule la loi peut fixer. A premier examen, nous savons combien l'on serait tenté — certains l'ont fait — de repousser comme désormais gênant, le principe du secret médical, et de conclure par une déclaration pure et simple. Les processus de la contamination et de la dissémination des germes découverts par Pasteur, deviendraient aujourd'hui un argument en faveur de la déclaration. Les tendances vers une socialisation ou vers un étatisme qui s'affirment davantage, seraient un autre argument. Enfin, les intérêts des individus que l'on tend de plus en plus à solidariser pour les fondre en des intérêts de collectivité, sont invoqués par les assaillants du principe du secret médical. Aux exemples qui existent et que nous avons rappelé, vont s'ajouter dans un temps prochain d'autres exemples. Nous pouvons les prévoir sans pouvoir nous arrêter ici à leur discussion : les lois dites sociales sur l'assurance maladie obligatoire, sur les soins aux mutilés et victimes de la guerre ou autres, ne sont qu'une amplification des mêmes principes déjà exposés, ne sont surtout qu'une adaptation de la médecine sociale à l'évolution de la société. Il serait injuste de méconnaître ces tendances et de chercher à s'opposer à elles, à seule fin de respectr une tradition, à seule fin aussi de n'en vouloir reconnaître une certaine utilité. Mais il serait également très dangereux, sans réflexion suffisante, de briser brutalement avec le passé et de se lancer à fond dans des réformes qui seraient des bouleversements, par leur soudaine apparition et par le manque de transition, d'adaptation qu'elles comporteraient. Nous savons cependant que certains soutiennent la thèse radicale; nous ne les suivrons pas dans cette voie; elle nous semble fausse. D'abord elle est injuste car il ne s'agit pas ici de servir les intérêts du nombre, de la majorité, en lésant ceux d'une minorité. Et pratiquement, le principe en est faux car il ne donne pas ce que l'on serait en droit d'en attendre; son rigorisme excessif ferait naître une opposition : opposition de passivité, de force d'inertie contre laquelle rien n'est possible. Enfin surtout, le médecin sait trop avant tout que ce qu'il faut en ces questions, c'est guérir et non tracasser les gens. Or pour guérir, il faut découvrir les maladies, il faut faire naître la confidence, il faut entretenir la confiance. Voilà ce que n'obtiendrait pas la déclaration obligatoire pure et simple; voilà pourquoi nous n'en acceptons pas le principe.

Nous savons aussi qu'on préconise pour servir cette thèse les bienfaits d'une éducation générale; que l'on cite en exemple l'Amérique et que les réactions brutales n'effrayent pas les théoriciens, mais nous voulons rester, nous, dans la réalité. Nous ne méconnaissons pas l'avantage de l'instruction généralisée par des cours, des conférences, des dispensaires, etc., nous préconisons même ce précieux moyen de défense. Mais avant d'en vouloir en utiliser les bienfaits, nous songeons à le mettre en pratique. Il ne l'est que d'une insuffisante façon. Ce qui se fait en Amérique nous intéresse mais ne doit pas nous subjuguer : nous sommes en France, chez des Français, ne l'oublions pas, et le tempérament, les goûts, les habitudes, diffèrent beaucoup de nos voisins d'outre-océan.

Par conséquent, nos méthodes de lutte ou mieux de défense des collectivités contre la contagion seront moins simples, moins radicales peut-être, mais nous les pensons plus efficaces, parce applicables; plus utiles, parce que plus fortes et suffisantes; parce que malgré tout assez simples.

Qu'il s'agisse de syphilis ou de tuberculose, d'abord et avant tout, nous voulons garder au malade la confiance qu'il a le droit d'attendre de son médecin, confiance absolue dans un secret total de tout ce qui touche à la maladie, à la personne, au milieu ou façon de vivre, aux pensées ou projets de l'individu. Ensuite, nous croyons que le vrai et unique moyen pour la médecine d'être utile à la société, ce n'est pas tant d'offrir la possibilité d'établir des statistiques, que d'assurer la guérison des malades et d'éviter la diffusion et la propagation des maladies.

En commençant cet ouvrage, nous disions : la médecine se fait chaque jour plus prophylactique que thérapeutique, plus hygiéniste que prophylactique. Nos raisonnements ont démontré l'exactitude de nos vues; or ce que nous croyons nécessaire dans les cas qui nous occupent, c'est de guérir le malade, de localiser la maladie, de prévenir contre son retour ou sa diffusion. Tels sont les deux principes : respect du secret d'une part, et guérison et suppression de la maladie d'autre part, que nous nous proposons de concilier en une formule légale, d'application possible et d'acceptation certaine.

Nous tenons à séparer, pour des raisons d'application que nous signalerons, la tuberculose et la syphilis dans les formules que nous proposons.

Envisageons d'abord la syphilis; son cas nous semble plus facile à réglementer. L'art. 378 du Code qui impose le secret, mentionne qu'il est des exceptions possibles à la généralisation de l'obligation, par la formule : Hors les cas où la loi oblige les médecins à se porter dénonciateurs. C'est une dérogation de ce genre que nous désirons introduire. Nous en fixerons la formule sous la forme d'un article de loi, par le texte suivant :

« *La syphilis à sa période contagieuse, nécessite, en vue d'un intérêt collectif, des soins indispensables de prophylaxie et de thérapeutique.*

» *Tout docteur en médecine qui découvrira des malades atteints de syphilis en période contagieuse, aura charge de remettre au malade par écrit, un certificat dont il recevra reçu et honoraires, indiquant très clairement le diagnostic, les soins thérapeutiques et prophylactiques auxquels ce dernier doit se soumettre.*

» *La personne à qui remise a été faite de ce certificat, est tenue à faire assurer, soit par un médecin de son choix, soit à l'aide des moyens gratuits, que lui fournit l'hygiène publique, les soins prophylactiques et thérapeutiques indiqués; elle se fera donner de ces soins attestation par qui les aura prodigués.*

» A défaut de cette observance, dont contrôle sera fait par un médecin sanitaire renseigné directement par le médecin qui aura délivré le premier certificat, des peines sévères seront infligées au malade qui sera soumis d'office, avec concours de la force publique s'il est nécessaire, au traitement hospitalier d'un hôpital.

» Toute personne qui s'est rendue responsable et après connaissance de cause, comme la loi l'indique ci-dessus, ou qui aura, par la non-observation de ce qui précède, facilité ou laissé se créer des cas de contamination dont preuve certaine pourra être faite, sera passible d'emprisonnement, indépendamment des poursuites en dommages, dont elle pourra être l'objet par l'application des articles 1.382 et 1.383 du Code Civil. »

Telle est la formule que nous présentons. Elle nous semble assez claire pour en pouvoir réduire la discussion. D'abord ne seront retenus que les cas de syphilis contagieuse. Seul le médecin peut déterminer les cas et les périodes où le mal est contagieux. Ensuite nous pensons que toute personne mise très explicitement au courant de sa maladie, sachant ce qu'elle doit faire pour guerir et ce qu'elle ne doit pas faire, afin de ne pas contaminer ses semblables; ayant à sa disposition tous les moyens pour se faire traiter, soit gratuitement, soit par son médecin, n'a plus aucune excuse si elle ne se fait pas traiter et si elle néglige les prescriptions. Dès lors les sanctions sont possibles et la société peut intervenir pour l'application de ces sanctions. La première de toutes est le traitement imposé par la force s'il est nécessaire. Ainsi donc, en pratique, généralement les faits se passeront ainsi. Un malade atteint de syphilis vient trouver son médecin: ce dernier le met au courant du traitement qu'il doit suivre, des dangers qu'il court ou peut faire courir, le conseille sur ce qu'il ne doit pas faire, et lui remet en outre, en recevant reçu, un bulletin où ses prescriptions sont inscrites. Le malade sait que le médecin le signalera aussitôt au médecin sanitaire de l'arrondissement ou du département, et que ce dernier recherchera la preuve que le syphilitique s'est fait traiter. Le plus souvent le malade n'hésitera pas et pourra communiquer au médechin sanitaire, quand celui-ci la lui réclamera, attestation de sa non-contagiosité possible, tout cela sans que personne n'en sache rien que les deux médecins et le malade. Le secret a donc été respecté; les malades se sont fait soigner et l'on en a la certitude, avec beaucoup plus de persévérance par suite des sanctions que prévoit la loi, et dont la plus sévère est bien, à leur avis, la divulgation même de leur maladie. Un point cependant mérite plus de précision. En ce qui concerne la preuve que les malades ont été traités, il faut que le médecin sanitaire soit mis en garde, avec les moyens suffisants pour réagir contre les certificats vagues, de complaisance, que pourraient fournir certains établissements privés, cliniques clandestines ou autres, qui trouveraient là un moyen d'exploitation facile pour des profits pécuniers.

L'attestation des soins donnés, le sera sous la forme d'un certificat :

Je soussigné, Docteur X... certifie... portant signature, adresse du médecin et exposé complet de toute la thérapeutique à laquelle aura été soumise le malade, ainsi que les dates de leurs différentes administrations.

A côté du malade de bonne volonté, il y aura certainement ceux qui négligeront de suivre les prescriptions de notre texte de loi. Le médecin sanitaire les mettra en demeure au bout d'un temps déterminé (15 jours environ), de faire la preuve des soins reçus. Si preuve ne peut être faite, il signale au commissaire de police ou à la gendarmerie que telle personne doit être sans retard envoyée à tel hôpital, sans qu'il soit nécessaire de préciser auprès des représentants de la force publique, les raisons de cet envoi.

Enfin la dernière partie de notre texte a l'avantage, croyons-nous, par suite des sanctions rigoureuses qu'il comporte, de faire réfléchir les individus, hommes ou femmes, qui se sachant syphilitiques et susceptibles de contamination, n'hésitent cependant pas à contaminer leurs semblables. Le texte ouvre en outre, contre ces criminels individus un droit d'action individuel et social; individuel par l'application de l'art. 1.382, et social par l'application même de notre texte. Or ce qui était avant tout difficile, c'était la possibilité de faire la preuve que le malade était atteint de syphilis contagieuse, qu'il connaissait son état et savait les risques qu'il pouvait faire courir. L'établissement du premier certificat sera désormais une preuve suffisante pour l'application facile de ce paragraphe de la loi.

C'est ainsi que nous pensons que puisse se faire la lutte antisyphilitique dans un esprit de progrès social et pour la garantie des collectivités aussi bien que des personnes. Nous respectons le secret le plus absolu, offrant ainsi à tous les malades de bonne volonté la garantie et la discrétion à laquelle ils ont droit; nous stimulons l'indifférence de certains malades, nous découvrons et soignons de force les réfractaires, et nous protégeons les collectivités en diminuant les cas de syphilis contagieuse dans leur nombre et leur durée, d'une contamination hélas ! trop nombreuse aujourd'hui.

Bien entendu, nous n'avons pas la prétention de laisser croire que notre système est parfait et que par lui le mal sera totalement enrayé. Certains échapperont bien entendu, mais nous croyons, et c'est ce que nous avons surtout recherché, qu'il sera possible ainsi, sans heurt, sans froissement, sans hostilité de l'opinion et en somme par un procédé peu coûteux pour l'Etat et d'une pratique facile, de diminuer les cas de syphilis.

Ceci n'exclut pas les mesures déjà existantes et qui méritent au contraire que l'on encourage leur développement; je veux parler des cabines prophylactiques, des conférences, des campagnes de presse ou autres faites dans ce sens.

Mais enfin, il manquait surtout, comme nous l'avons longuement indiqué, une mesure précise, légale. Nous avons recherché à en constituer une. Notre étude a été faite dans l'esprit le plus médical, c'est-à-dire en connaissance des difficultés morales et d'opinion, avec le désir qu'elle soit pratique, c'est pourquoi nous la croyons avant tout d'une application possible.

En ce qui concerne la tuberculose, la question se complique un peu dans la pratique. Le syphilitique peut et doit être touché directement. En général en période contagieuse c'est un homme conscient et sa responsabilité est personnelle et directe dans la contamination qu'il peut faire. Le tuberculeux contagieux, c'est-à-dire en général en période de tuberculose pulmonaire ouverte, peut ne pas être lui-même très conscient. C'est parfois un enfant, c'est avant tout un malade souvent très déprimé et à l'état moral affaibli. On ne peut donc sans une cruauté, que nous repoussons, lui avouer brutalement son état et le tenir pour responsable des soins qu'il doit prendre et des mesures prophylactiques qu'il doit assurer. Par conséquent, c'est à la responsabilité de son entourage que la loi fera appel. Père, mère, parents ou tout autre personne chargée du malade deviendra responsable devant la loi, à leur défaut, c'est l'hygiène publique, la société qui assumeront la responsabilité. La question se complique aussi en ce sens que les mesures prophylactiques à prendre pour éviter la diffusion des bacilles de Koch sont plus difficiles, et que l'isolement des malades est souvent presque impossible. Nous croyons qu'il appartient au médecin traitant d'abord, de fixer ces mesures particulières qui pourront être prises, et au médecin sanitaire ensuite de faciliter par l'autorité qui lui sera donnée, l'exécution de ces mesures. Mais ceci, ce sont des questions d'hygiène que nous ne pouvons traiter ici.

En somme et avant tout, nous avons voulu mettre les choses au point, c'est-à-dire faire que notre législation ne reste pas sur les principes de 1810, après l'évolution sociale de ce dernier siècle. Nous avons montré ce qu'était le secret médical, sa profonde nécessité et au jour, où en apparence il semble être une conception ancienne, étroite, paralysante du progrès, nous avons étudié les différents cas où il peut pratiquement se présenter. Nous avons prouvé que pour chacun d'eux il devait exister, et enfin nous avons abordé l'étude des cas les plus difficiles qui ont trait aux maladies contagieuses secrètes, syphilis et tuberculose et à la prophylactie sociale en général; nous avons établi qu'il était possible en respectant le secret professionnel, d'assurer la sécurité à la santé des collectivités et des individus.

C'est là la tâche que nous nous étions proposée; nous gardons l'espoir que notre effort n'aura pas été inutile, que nos méthodes qui nous semblent pratiques et justes, que notre étude que nous avons faite avec le plus de soin possible, pourront contribuer pour une faible part, au résultat général qu'est la recherche du progrès par le développement de la science et le respect de la liberté des individus.

BIBLIOTHEQUE
NATIONALE

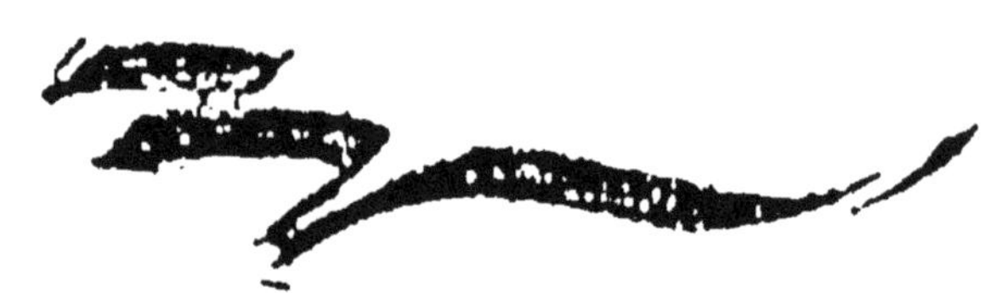

CHATEAU
de
SABLE

www.ingramcontent.com/pod-product-compliance
Ingram Content Group UK Ltd.
Pitfield, Milton Keynes, MK11 3LW, UK
UKHW020954180726
13838UKWH00003B/1327

9 782329 358048